Klimawandel und Gesundheit

MEDIZINISCHE
UNIVERSITÄT WIEN

MANZ

KLIMAWANDEL UND GESUNDHEIT

Auswirkungen. Risiken. Perspektiven.

von

Hans-Peter Hutter, Hanns Moshammer
und Peter Wallner

MEDIZINISCHE UNIVERSITÄT WIEN

MANZ

ISBN 978-3-214-07803-4

Telefon: (01) 531 61-0
E-Mail: verlag@manz.at
www.manz.at
Bildnachweis: Shutterstock: 1, 2, 5, 6, 9, 11–19, 25–30, 32–34, 37–41
Fotolia: 7, 10, 31, 42
Matthias Zimmermann | agricolaec: 3, 4, 8, 20–24, 35, 36
Covernachweis: © wektorygrafika, benjavisa – fotolia.com; Esebene – istockphoto.com
Layout und Satz: www.petryundschwamb.com
Druck: FINIDR, s.r.o., Český Těšín

INHALT

VORWORT

Keine Frage: Der Klimawandel ist da. Die Oberfläche der Erde hat sich in den letzten 130 Jahren im globalen Durchschnitt um 0,85°C erwärmt. Diskutiert wird zwar noch, wie stark der Klimawandel im Laufe dieses Jahrhunderts ausfallen wird, aber schon heute steht eindeutig fest, dass es weltweit massive Probleme in vielen Bereichen geben wird. Für Mitteleuropa werden zunehmende Hitzewellen und Dürrezeiten, aber auch häufigere Starkregenereignisse mit Überschwemmungen prognostiziert. Die – mittlerweile ein wenig in Vergessenheit geratenen – Katastrophen in den Jahren 2002 und 2005 (Überschwemmungen) sowie 2003 (Hitzewelle) sind ein Vorgeschmack auf die Folgen der Klimaveränderung.

Wir beschäftigen uns seit langem mit den gesundheitlichen Auswirkungen des Klimawandels. Einerseits auf wissenschaftlicher Ebene, wo wir beispielsweise die Folgen von Hitzewellen auf Risikogruppen (ältere Menschen, sozial benachteiligte Personen) untersuchen. Andererseits unterstützen wir fachlich Entscheidungsträger, z. B. im Rahmen der „Nationalen Anpassungsstrategie an den Klimawandel", und machen in diversen Aussendungen, Vorträgen etc. auf die vielfältigen Folgen des Klimawandels aufmerksam. Auch dieses Buch dient u. a. der Bewusstseinsbildung.

Das ist dringend notwendig, denn das Bewusstsein rund um Klimawandel und Klimaschutz ist allgemein in der Bevölkerung nach wie vor nicht sehr hoch. Und das, obwohl die vorliegenden Daten aus dem fünften Weltklimabericht des Weltklimarates alarmierend sind. Das liegt u. a. auch daran, dass die gravierenden Folgen des Klimawandels leider von verschiedenen Lobbys lange Zeit heruntergespielt und verleugnet wurden (und zum Teil immer noch werden).

Es lässt sich leicht beobachten, dass es interessanterweise oft derzeit eher wenig relevante Folgen sind, die die Bevölkerung aufhorchen lassen – Stichwort Tigermücke. Wenn diese Stechmückenart als Träger fremdartig klingender Infektionserreger (Chikungunya-Virus) nun auch vereinzelt in Mitteleuropa anzutreffen ist und dann auch noch in den Boulevardmedien groß abgebildet wird, herrscht eher Einsehen in puncto Klimaschutz, als wenn bei Hitzewellen ältere, kranke und/oder pflegebedürftige Menschen vorzeitig sterben.

Dass der Klimawandel für viele Menschen schon heute drastische Folgen hat, wird ebenso gerne negiert wie internationale Abkommen (Paris), die auch von Österreich zum Schutz des Klimas mitunterzeichnet wurden. Wenn dann einmal Unterschriften unter Klimaschutzabkommen – z. B. vom Bundesverwaltungsgericht – ernstgenommen werden, führt dies zu Empörung in vielen Medien, bei Politik und Bevölkerung.

Im vorliegenden Buch wird zunächst erläutert, was „Klima" und „Klimawandel" eigentlich genau sind. Im Anschluss werden die vielfältigen (möglichen) Auswirkungen des Klimawandels auf Gesundheit und Wohlbefinden des Menschen dargestellt.

Sie finden im Buch also Antworten auf die Frage, welche Auswirkungen der Wandel des Klimas auf die menschliche Gesundheit haben kann. Weiters geben wir Antwort auf Fragen wie: Wer ist besonders betroffen? Welche Maßnahmen sollte ich prophylaktisch setzen, um bei extremen Wetterereignissen gerüstet zu sein? Wie verhalte ich mich richtig bei Hitzewellen?

Weiters finden Sie etliche Informationen und Tipps zu Klimaschutz und Anpassung an den Klimawandel.

Es ist jedenfalls nicht zu spät, sich mit dem wichtigen und interessanten Thema „Klima und Gesundheit" zu beschäftigen. Wir freuen uns jedenfalls über Ihr Interesse und hoffen, dass Ihnen dieses Buch Nutzen bringt!

Hans-Peter Hutter, Hanns Moshammer und Peter Wallner

DIE AUTOREN

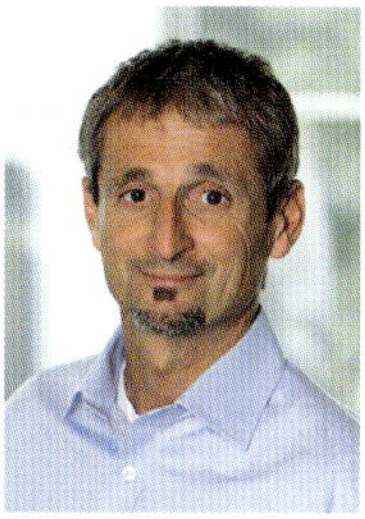

OA Assoz.-Prof. PD Dipl.-Ing. Dr. med. Hans-Peter Hutter
ist Facharzt für Hygiene und Mikrobiologie, Schwerpunkt Umwelt- und Präventivmedizin sowie Landschaftsökologe und Landschaftsgestalter am Zentrum für Public Health der MedUni Wien. Er ist Vorstand der österreichischen Sektion der International Society of Doctors for the Environment.

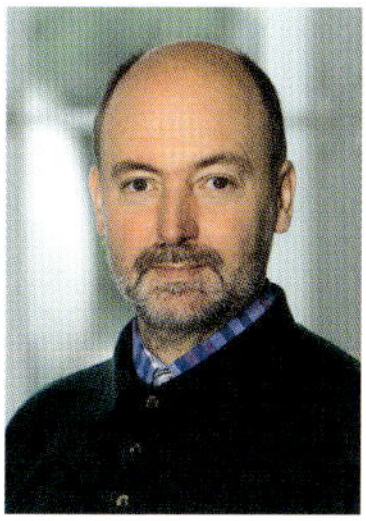

Doz. Dr. med. Hanns Moshammer
ist Facharzt für Hygiene und Mikrobiologie und Leiter der Abteilung für Umwelthygiene und Umweltmedizin am Zentrum für Public Health der MedUni Wien.

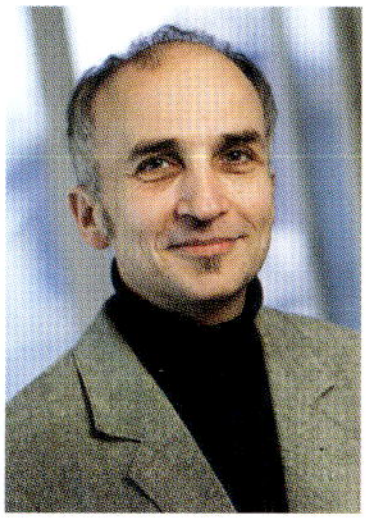

Dr. med. Peter Wallner
ist freier Mitarbeiter an der Abteilung für Umwelthygiene und Umweltmedizin des Zentrums für Public Health der MedUni Wien. Er ist Universitätslektor und freier Medizinjournalist.

1. UNSER KLIMASYSTEM

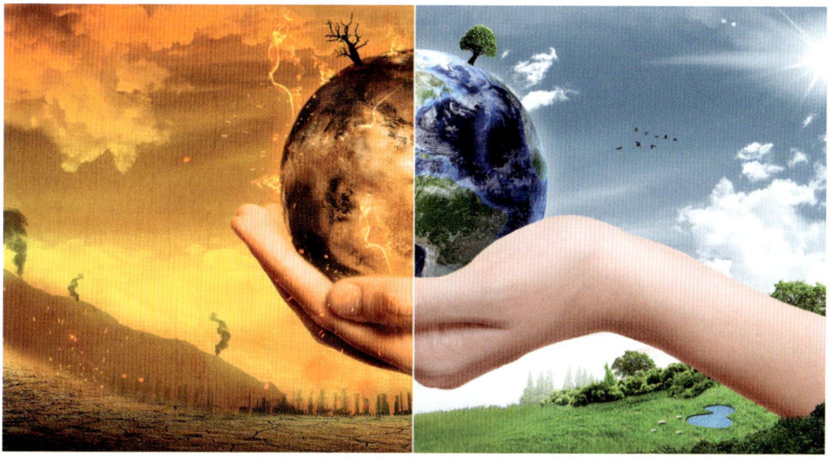

Abb. 1: Mit dem Begriff „Klima" werden Wetterzustände zeitlich – meist über 30 Jahre – zusammengefasst. Eine kühlere Woche im Sommer bedeutet noch nicht, dass der Klimawandel „abgesagt" ist.

Das Klima ist ein kompliziertes System, das in diesem Kapitel näher dargestellt werden soll. Keinesfalls sollten „Klima" und „Wetter" verwechselt werden! Mit dem Begriff „Klima" werden Wetterzustände zeitlich zusammengefasst (meist über 30 Jahre). Eine kühlere Woche im Sommer – das wäre ein Wetterzustand – bedeutet also nicht, dass der Klimawandel abgesagt ist.

Im Folgenden werden die wichtigsten Begriffe und Grundlagen zu Wetter, Witterung und Klima erläutert. Es geht in diesem Kapitel etwa um Klimafaktoren, Klimaelemente und sogenannte Klimatreiber. Die Unterschiede zwischen Klimavariabilität, Klimaschwankung und Klimawandel werden erklärt. Abschließend findet sich ein kurzer Überblick zum Thema „Klimamodellierung".

EINLEITUNG

Das Wort „Klima“ stammt aus dem Altgriechischen und bedeutet „neigen“: Aus dem Neigungsverhältnis der Erde zur Sonne, das sich mit der Erdrotation ändert, entstehen jahreszeitlich unterschiedliche Einstrahlungsverhältnisse. Wenn auf der Nordhalbkugel Sommer ist (Nordsommer), erhält sie mehr Sonnenstrahlen als die Südhalbkugel – während des Südsommers ist es umgekehrt.

Zwischen dem Äquator und den beiden Polen herrscht ein ausgeprägter Strahlungsunterschied, durch den sich große Temperaturunterschiede ergeben: Daher ist es am Äquator heiß und an den Polen kalt. Daraus resultieren Druckunterschiede, die – gemeinsam mit der Erdrotation und der Schwerkraft – Winde entstehen lassen.

Das Klima der Erde wird geografisch in verschiedene Klimazonen eingeteilt. Diese Einteilung erfolgt weitgehend nach den unterschiedlichen Strahlungsbedingungen. Diese haben wiederum Auswirkungen auf die Entwicklung von Faktoren wie Lufttemperatur und Niederschlag im Jahresverlauf.

Die wechselvolle Geschichte des Klimas und sein veränderlicher Charakter lassen sich heute anhand von Belegen in der Natur nachvollziehen (mithilfe von Jahresringen von Bäumen, fossilen Pollen oder Eisbohrkernen).

Die Grundlage für fossile Brennstoffe, die wir heute etwa in Form von Kohle und Erdgas nutzen und deren Verbrennung maßgeblich für den Klimawandel verantwortlich ist, wurde schon vor etwa 300 Millionen Jahren gelegt. In diesem Zeitalter – dem Karbon – herrschten völlig andere klimatische und räumliche Bedingungen, die für uns heute nur schwer vorstellbar sind: Amerika und Europa befanden sich zu dieser Zeit in Äquatornähe. Diese Lage bedingte tropisches und schwül-heißes Klima, in dem Riesenfarne und Riesenschachtelhalme gedeihen konnten, die wiederum unsere heutigen fossilen Brennstoffe bildeten.

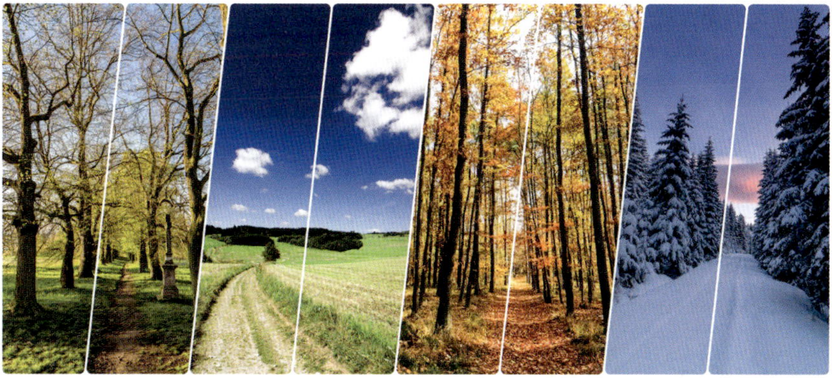

Abb. 2: „Klima“ stammt aus dem Altgriechischen und bedeutet „neigen“. Aus dem Neigungsverhältnis der Erde zur Sonne entstehen jahreszeitlich betrachtet unterschiedliche Einstrahlungsverhältnisse.

WETTER, WITTERUNG UND KLIMA

Um die komplexen Zusammenhänge betreffend Klima und Klimawandel gut zu verstehen, ist es hilfreich, die gängigsten Begriffe und ihre Definitionen zu kennen. Oftmals sind die Unterschiede zwischen den Begriffen „Wetter“, „Witterung“ oder „Klima“ nicht ganz klar. Wesentlich bei der Unterscheidung ist die Zeitspanne, um die es geht.

Von **„Wetter“** wird gesprochen,

- wenn man jene Prozesse und Zustände betrachtet, die sich hauptsächlich in den unteren zehn Kilometern der Atmosphäre rasch ändern, und
- die sich auf einen bestimmten Zeitpunkt beziehen.

Zu den Prozessen und Zuständen der Atmosphäre zählen alle meteorologischen Größen (auch „Klimaelemente“ genannt) wie u. a. Sonnenstrahlung,

Luftdruck, Lufttemperatur, Luftfeuchtigkeit, Bewölkung, Niederschlag oder Wind. Auch sogenannte zusammengesetzte Klimaelemente wie Verdunstung, Trockenheit, gefühlte Temperatur (PT) und physiologisch äquivalente Temperatur (PET) gehören dazu.

Die **„Witterung"** erstreckt sich im Gegensatz zum Wetter über einen größeren Zeitraum, etwa über einen ganzen Tag, eine Woche oder eine Jahreszeit. Wetter und Witterung werden von großräumigen Wetterlagen bestimmt.

Mit dem Begriff **„Klima"** werden Wetterzustände und Prozesse zeitlich zusammengefasst. Nach der Meteorologischen Weltorganisation (WMO) wird „Klima" folgendermaßen definiert: „Das Klima ist die Synthese des Wetters über einen Zeitraum, der lange genug ist, um dessen statistische Eigenschaften bestimmen zu können." Üblicherweise wird dabei von einem Zeitraum von 30 Jahren ausgegangen.

Grundlegende statistische Eigenschaften, die untersucht werden, sind Mittelwert, Streuung, Extrema und die Häufigkeitsverteilung von meteorologischen Größen. Vor allem die Extrema – also extreme Wetterereignisse – haben hinsichtlich des menschenverursachten (anthropogenen) Klimawandels die größten Auswirkungen auf die Gesellschaft: Ob Hitzewellen in Zukunft häufiger auftreten werden, ist von essenzieller Bedeutung für jeden Einzelnen und für die gesamte betroffene Volkswirtschaft.

GEFÜHLTE TEMPERATUR UND PET

Die Lufttemperatur wird in der Meteorologie nach vorgegebenen internationalen Richtlinien (strahlungsgeschützt, ventiliert) gemessen. Der Mensch ist jedoch einer Kombination von meteorologischen Größen ausgesetzt:

- Lufttemperatur,
- Strahlungsbedingungen,
- Windgeschwindigkeit und
- Luftfeuchtigkeit.

All diese Faktoren haben Einfluss auf die thermische Wahrnehmung. So bringt uns eisig kalter Wind bekanntlich zum Frösteln, während hohe Luftfeuchte sowie direkte Sonnenstrahlung uns schwitzen lassen. Körperliche Aktivität ist – ebenso wie Gewicht, Körpergröße, Geschlecht und Alter – wesentlich für das thermische Empfinden.

PET (physiologisch äquivalente Temperatur; *physiological equivalent temperature*) und PT (gefühlte Temperatur; *perceived temperature*) beziehen sowohl die meteorologischen als auch die thermophysiologischen Einflussfaktoren mit ein, wobei als Grundlage der Berechnungen ein „Modellmensch" mit bestimmten definierten Eigenschaften dient. Mit PET und PT lässt sich so die thermische Belastung für den Menschen sehr anschaulich darstellen. Allerdings werden damit nur Richtwerte geliefert, individuelle Faktoren können nicht berücksichtigt werden.

Auf der Website der Zentralanstalt für Meteorologie und Geodynamik kann man sich über die aktuelle gefühlte Temperatur informieren: www.zamg.ac.at

DAS KLIMASYSTEM

Die Atmosphäre ist die Lufthülle unserer Erde, in der das Wettergeschehen stattfindet. Sie ist aber nicht isoliert zu betrachten, sondern befindet sich in Wechselwirkung mit den anderen Komponenten des Erdsystems: mit Wasser und Eis, mit Leben und der festen Erde. Daher wird der Begriff „Klimasystem" verwendet. Das Klimasystem umfasst die

- Atmosphäre,
- Hydrosphäre,
- Kryosphäre,
- Biosphäre und
- Geosphäre.

In dem System laufen komplexe Prozesse ab, die miteinander verwoben sind (siehe Abb. 3).

Wind und große Wasseroberflächen sind direkt verbunden: Wind regt die Oberflächenströmungen der Ozeane an – ein bekanntes Beispiel ist der Golfstrom, der für das bemerkenswert milde Klima an den Küsten Nordeuropas verantwortlich ist. Die Wetterphänomene „El Niño“ und „La Niña“ haben ihren Ursprung im tropischen Pazifik, wirken aber auf das globale Klima.

Überhaupt muss das Klimasystem gesamtheitlich betrachtet werden – insbesondere, wenn man sich auf längere Zeitskalen konzentriert, die Klimaschwankungen und den Klimawandel abbilden.

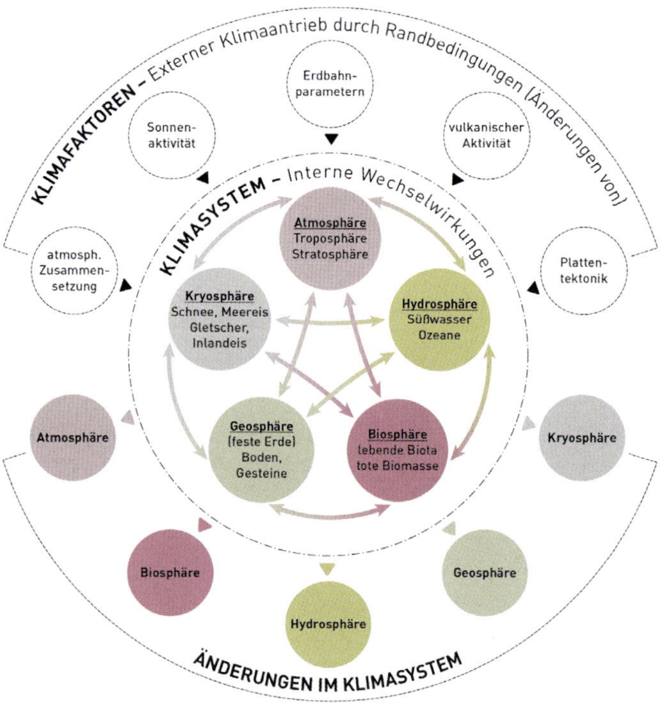

Abb. 3: Externe Klimatreiber, Klimasystem, Klimaänderung (Quelle: NOAA, leicht geändert).

Sogenannte externe **Klimatreiber** wirken von „außen“ auf das Klimasystem – sie beeinflussen das Klima, werden selbst aber nicht davon beeinflusst. Die Sonne und die Drift der Kontinente zählen etwa zu diesen externen Klimatreibern, aber auch Vulkanausbrüche sowie menschengemachte Treibhausgas- und Partikelemissionen (Aerosole) haben große Auswirkungen auf das Klima.

Betrachtet man das Klima der vergangenen Jahrzehnte und Jahrhunderte, wird der Zusammenhang zwischen Klimaveränderungen und äußeren Klimatreibern deutlich: Auf den Ausbruch des indonesischen Vulkans Tambora im Jahr 1815 folgte 1816 das „Jahr ohne Sommer“ mit Missernten in weiten Teilen Europas. Während des „Maunder-Minimums“ der Sonnenaktivität 1645 bis 1715 sank die globale Mitteltemperatur um 0,5°C, der Winter 1708/1709 war der kälteste in Europa der letzten 500 Jahre und seit 1900 ist die globale Mitteltemperatur um etwa 0,8°C gestiegen.

Unter **Klimafaktoren** versteht man die räumlichen Randbedingungen, die Einfluss auf das Klima haben. Man unterscheidet dabei zwischen kleinräumiger, mittlerer und großräumiger Skala. So bewirkt etwa die Land-Meer-Verteilung oder die Entfernung zu großen Wasserflächen entweder ein eher kontinentales oder eher ozeanisch geprägtes Klima (großräumige Skala). Die Ausrichtung von Gebirgen oder die Höhenlage einer Region wirken sich auf das Klima (mittlere Skala) ebenso aus wie Hangexposition, Hangneigung oder Eigenschaften des Untergrundes (kleinräumige Skala). Daran anknüpfend werden drei Klimagrößen unterschieden:

- Das **Makroklima** beschreibt das Klima einer größeren Region in einem Umkreis von ca. tausend bis zehntausend Kilometer (z. B. Kontinent),
- das **Regional- oder Mesoklima** bezieht sich auf ein Areal von einem bis etwa tausend Kilometer Umkreis, und
- das **Mikroklima** auf ein Areal von einem Kilometer und weniger.

Mit **Klimaelementen** kann das Klima in jeder räumlichen Größenskala dargestellt werden: etwa vom Mikroklima auf einer Waldlichtung bis hin zum globalen Klima. Klimaelemente sind etwa Sonnenscheindauer, Luftdruck, Lufttemperatur, Luftfeuchtigkeit, Niederschlag und Wind. Darüber hinaus gibt es noch speziellere Klimaelemente, wie Verdunstung, Boden-/Wassertemperatur und sogenannte Klima-Indizes. Diese werden aus einer Kombination von Klimaelementen berechnet.

Aus der **Sonneneinstrahlung** beziehen Erde und Atmosphäre fast ihre gesamte Energie. Am Außenrand der Erdatmosphäre macht die Bestrahlungsstärke 1,367 kW/m^2 aus. Diesen Wert bezeichnet man als sog. Solarkonstante.

Der **Luftdruck** in einer bestimmten Höhe entspricht der Gewichtskraft, die durch die darüber befindliche Luftsäule auf die Einheitsfläche (m^2) einwirkt. Daher sinkt der Luftdruck mit der Höhe. So beträgt der Luftdruck auf dem Gipfel des Mount Everest nur noch etwa ein Drittel des Wertes auf Meeresniveau, am Großglockner sind es zwei Drittel. Entsprechend fällt auch der Sauerstoff-Partialdruck (Sauerstoff-Teildruck), d.h. entsprechend der Abnahme des Luftdrucks nimmt auch der Sauerstoffgehalt der Luft ab. Die physikalische Einheit für den Luftdruck ist Hekto-Pascal (hPa), das entspricht dem Millibar (mb).

Wind strömt von höherem zu tieferem Druck – dadurch werden unterschiedliche Luftdruckstärken ausgeglichen. Tiefdruckgebiete wären daher rasch aufgefüllt, die Erddrehung wirkt dem jedoch entgegen und sorgt für Ablenkungen des Windes. Der Wind ist umso stärker, je größer die Luftdruckunterschiede sind.

Die **Lufttemperatur** gehört mit Niederschlag, Luftfeuchtigkeit und Luftdruck zu den wichtigsten Klimaelementen und ist ein Maß für den Wärmezustand der Atmosphäre. Sie wird unter strahlungsgeschützten Bedingungen gemessen, häufig wird der Messfühler auch belüftet, um Strahlungseinflüsse auf den Sensor zu vermeiden. Die physikalische Einheit für die Lufttemperatur ist Kelvin, in der Klimatologie wird jedoch meist die Celsius-Skala angewendet. Die Luft erwärmt sich von unten her und kühlt beim Aufsteigen ab: In einem Luftpaket ist Energie in Form von Wärme enthalten, diese Energie wird zum Aufsteigen verwendet – dadurch kühlt sich die Luft um etwa 1°C pro 100 m ab. Wenn der im Luftpaket enthaltene Wasserdampf kondensiert, wird Energie freigesetzt und die Temperaturabnahme beträgt nur noch etwa 0,6°C pro 100 m. Es gibt jedoch eine Umkehr von dieser Regel, man spricht dann von „Inversion“. In windschwachen, wenig bewölkten Nächten kann es häufig vorkommen, dass die Luft in höheren Schichten wärmer als im Tal ist. Bodennah sammelt sich kalte, „schwere“ Luft an, der vertikale Austausch mit der relativ warmen Luft ist unterbunden. Es entsteht eine stabile Schichtung der Luft, der Luftaustausch wird verhindert und Luftschadstoffe aus Verkehr, Industrie oder Hausbrand reichern sich in der Kaltluft an.

Wasser existiert auf der Erde bekanntlich in gasförmigem, flüssigem und festem Aggregatszustand. Beim Übergang in einen nächsthöherem Zustand (z. B. vom Wasser zum Wasserdampf) wird viel Energie verbraucht. Diese wird wieder frei, wenn der Prozess in umgekehrter Reihenfolge stattfindet, beispielsweise wenn Wasserdampf kondensiert. Auch ein direkter Übergang von Wasserdampf zu Eis (z. B. Reif) oder umgekehrt (z. B. Schneeverdunstung) kann vorkommen.

Unter **Luftfeuchtigkeit** versteht man Wasser, das sich in gasförmigem Zustand in der Atmosphäre befindet. Wasserdampf hat folgende bedeutende Eigenschaft: Er ist durchsichtig und durchlässig für die einfallende Sonnenstrahlung, die langwellige Ausstrahlung der Erdoberfläche wird jedoch absorbiert. Er hält die Wärme also zurück, was eine Verstärkung des Treibhauseffektes bewirkt. Tropische Meere sind die wichtigsten Wasserdampfquellen. Der Wasserdampfvorrat der Atmosphäre muss alle zehn bis elf Tage umgewälzt werden, um den mittleren globalen Jahresniederschlag von etwa 800 mm zu ermöglichen.

Es gibt verschiedene Maße für Luftfeuchtigkeit, als absolutes Maß wird in der Meteorologie oft der Dampfdruck herangezogen. Ein Kubikmeter Luft kann nur eine bestimmte maximale Wasserdampfmenge enthalten. Die Kapazität steigt mit einer Erhöhung der Temperatur. Wird der Grenzwert überschritten, führt dies zur Kondensation, bei der Wassertröpfchen gebildet werden. Der Sättigungsdampfdruck steigt exponentiell mit der Temperatur. Mit der relativen Feuchtigkeit wird der Wasserdampfgehalt der Luft im Verhältnis zum maximal möglichen Sättigungswert bei der bestehenden Temperatur angegeben (in Prozent).

Die Entstehung von Niederschlag ist komplex: Auslöser sind Hebungsprozesse (Vertikalbewegung von Luftmassen), die in Tiefdrucksystemen an der Grenze von unterschiedlich temperierten und dichten Luftmassen (Kaltfronten und Warmfronten) stattfinden. Auch bei einer starken Überwärmung der bodennahen Luftpakete durch ausgeprägte Sonneneinstrahlung wird Niederschlag gebildet: Die Luft wird wärmer und steigt auf, das Luftpaket kühlt ab, in einer bestimmten Höhe wird das Kondensationsniveau erreicht. Das Luftpaket ist voll mit Wasserdampf, dieser kondensiert und es bilden sich Wolken. Wachsen die Tröpfchen darin weiter an, hat dies Niederschlag zur Folge. Gebirgsränder verstärken die Hebungsprozesse. Daher findet man in Österreich Niederschlagsmaxima im Bereich des Bregenzerwalds, der Nördlichen Kalkalpen, der Karnischen Alpen und der Karawanken. Hier beträgt die mittlere Jahressumme des Niederschlags 2.000 mm und mehr.

KLIMAVARIABILITÄT, KLIMASCHWANKUNG UND KLIMAWANDEL

Unter **„Klimavariabilität“** versteht man die kleinskaligen Schwingungen von Jahr zu Jahr, auch „Klimarauschen“ genannt. **„Klimaschwankungen“** erstrecken sich zumindest über zehn Jahre und können sowohl von externen Klimatreibern verursacht werden als auch intern entstehen. Wenn diese Änderungen in eine Richtung gehen, ist die Rede von Klimaänderung oder Klimawandel. Die Grenze zwischen Klimaschwankung und **Klimawandel** verläuft fließend. Der durch Menschen verursachte (anthropogene) Klimawandel wird jedenfalls von „außen“ angekurbelt – durch die Emission von Treibhausgasen.

NATÜRLICHER UND VOM MENSCHEN VERURSACHTER TREIBHAUSEFFEKT

Der Begriff „Treibhauseffekt“ ist heute fast jedem bekannt. Aber was genau versteht man darunter? Verantwortlich für den Treibhauseffekt sind sogenannte

Treibhausgase wie Kohlendioxid (CO_2), Wasserdampf (H_2O) und Ozon (O_3). Sie lassen die Sonnenstrahlung ungehindert auf der Erdoberfläche auftreffen, nehmen aber die Infrarotstrahlung der Erdoberfläche teilweise auf und senden einen Teil davon wieder zur Erdoberfläche zurück. Das hat zur Folge, dass sich die bodennahen Luftschichten erwärmen. Den Zusammenhang zwischen Treibhausgaskonzentration und Temperatur entdeckte der schwedische Chemiker und Physiker Svante Arrhenius übrigens schon Ende des 19. Jahrhunderts.

Der natürliche Treibhauseffekt und Treibhausgase sind notwendig, da sie verträgliche Lebensbedingungen schaffen. Ohne Atmosphäre, oder wenn diese nur aus Stickstoff und Sauerstoff zusammengesetzt wäre, läge die durchschnittliche Oberflächentemperatur der Erde bei -18°C. Durch den natürlichen Treibhauseffekt, an dem der Wasserdampf einen Anteil von etwa 60 Prozent hat, wird die Temperatur in den bodennahen Luftschichten um 33°C erhöht. Daher beträgt die mittlere Temperatur derzeit etwa 15°C. Der Treibhauseffekt an sich ist also nicht negativ – im Gegenteil: Wir sind auf ihn angewiesen.

Gefährlich wird es aber, wenn zum natürlichen Treibhauseffekt der menschengemachte hinzukommt. Durch menschliche Aktivitäten vermehren wir nicht nur die bereits vorhandenen Gase in der Atmosphäre, wir emittieren zusätzliche Substanzen – etwa Fluorchlorkohlenwasserstoffe (FCKW) oder Stickoxide (NOx). Befinden sich zu viele Treibhausgase in der Atmosphäre, hat das Auswirkungen auf das Klima: Die untere Atmosphäre und die Erdoberfläche erwärmen sich. Man spricht dann vom anthropogenen (vom Menschen verursachten) Treibhauseffekt. Der CO_2-Anteil macht dabei etwa 50 Prozent aus.

DIE ARGUMENTE DER KLIMASKEPTIKER

Manche Klimaskeptiker argumentieren, dass gar keine signifikante Klimaerwärmung stattfinde. Der Erwärmungstrend in den Temperaturreihen sei einfach ein Produkt der Verstädterung (städtische Wärmeinseln). – Dem muss man entgegenhalten, dass die Messdaten diesbezüglich korrigiert werden. Auch die über den Ozeanen und auf Bergobservatorien gemessenen Temperaturen, der Gletscherschwund etc. sprechen für eine Erwärmung. Weiters sollen Satellitenmessungen angeblich keine oder nur eine schwache Erwärmung erkennen lassen. Wegen der Inhomogenität dieser Messdaten mussten die Ergebnisse allerdings erheblich korrigiert werden und stützen nun die Argumente der Klimaskeptiker nicht mehr.

Noch häufiger wird bezweifelt, dass der Mensch für die Erwärmung verantwortlich sei. Vielmehr habe sie andere, natürliche Ursachen. Zumeist führen Skeptiker die Klimaerwärmung auf eine Änderung der Sonnenaktivität und/oder der kosmischen Strahlung zurück. – Es ist richtig, dass in der Vergangenheit Schwankungen der Sonnenaktivität zu Klimaschwankungen beigetragen haben. Die Schwankungen der Sonnenaktivität im 20. Jahrhundert sind aber zu gering, um die rezente Erwärmung zu erklären. Auch mithilfe der kosmischen Strahlung lässt sich die Erwärmung nicht erklären.

Zu guter Letzt werden von den sogenannten Folgenskeptikern die positiven Folgen der Klimaerwärmung betont. – Zweifellos gibt es Klimagewinner und Klimaverlierer, die Verlierer sind aber in der Überzahl. Das rasche Tempo der Erwärmung überfordert zudem unsere Gesellschaft (und die Ökosysteme). Starkniederschläge mit nachfolgenden Vermurungen können Menschenleben gefährden und führen zumindest zu hohen wirtschaftlichen Schäden. Hitzeperioden wie etwa im Jahr 2003 kosten vor allem in den Städten zahlreiche Menschenleben. Der Anstieg des Meeresspiegels wird zu Klimaflüchtlings-Bewegungen führen. Und in Afrika südlich der Sahara wird der Anbau wichtiger Nutzpflanzen in vielen Gebieten nicht mehr möglich sein.

INTERNE KLIMASCHWANKUNGEN, EXTERNER ANTRIEB, WECHSELWIRKUNGEN UND RÜCKKOPPELUNGEN

Das Klimasystem reagiert auf externe Faktoren in vielfältiger Weise. Wissenschaftliche Studien, die in den Berichten des Weltklimarates IPCC zusammengefasst sind, zeigen, dass die Reaktionen oft nicht unmittelbar nach dem ursächlichen Ereignis sowie in einzelnen Weltgegenden in unterschiedlichem Ausmaß eintreten. Intern ausgelöste Klimaschwankungen können extern angeregte Klimaänderungen überdecken. Zu den internen Ursachen zählen Wechselwirkungen in oder zwischen den verschiedenen Klima-Subsystemen Atmosphäre, Ozean, Eis- und Landoberfläche. Insgesamt ist es schwierig, Ursache und Wirkung genau zu definieren.

Seit dem Ende der Kleinen Eiszeit Mitte des 19. Jahrhunderts erwärmt sich die Erde ungleichmäßig. Das ist dadurch bedingt, dass sich interne Klimaschwankungen und externer Klimaantrieb durch Treibhausgase überlagern.

Wechselwirkungen innerhalb des Klimasystems können sich selbst verstärken (positive Rückkopplung) oder sich abschwächen (negative Rückkopplung). Die Eis-Albedo-Rückkoppelung ist ein Beispiel für eine positive Rückkoppelung, die durch die in Gang gesetzte Eigendynamik das Abschmelzen des arktischen Eises und die globale Erwärmung verstärkt: Eis und Schnee weisen eine hohe Albedo (Maß für Rückstrahlungsvermögen) auf, d. h. ein Großteil des auftreffenden Sonnenlichtes wird reflektiert. Umgekehrt nehmen aperer, dunkler Boden und Wasser mehr Sonnenlicht auf und erwärmen sich. Dieser Effekt führt dazu, dass durch die im Zuge des Klimawandels stattfindende Abnahme der arktischen Eisfläche die globale Erwärmung weiter verstärkt sowie die Neubildung von Eis erschwert wird.

KLIMAMODELLIERUNG

Direkte Messungen und indirekte Klimazeugen wie Baumringe und Eisbohrkerne ermöglichen uns einen Blick in die Klimavergangenheit – der Blick in die Zukunft erfordert hingegen eine Modellierung des Klimas.

Wie kommt man zu einem solchen Klimamodell? Bei einem Modell handelt es sich um ein vereinfachtes Abbild der Wirklichkeit auf Basis mathematischer Gleichungen, die wiederum auf physikalischen Gesetzen beruhen. Auf dieser Basis wird das vergangene, gegenwärtige und zukünftige Klima berechnet. Durch Klimamodelle ist es möglich, Aussagen zu statistischen Eigenschaften der Atmosphäre und deren Änderungen zu treffen. Zu diesen Eigenschaften zählen beispielsweise die globale Mitteltemperatur oder die Häufigkeit von Hitzeperioden in einem klimarelevanten Zeitraum, der üblicherweise 30 Jahre umfasst.

Klimamodelle gehen auf numerische Wetter-Prognosemodelle zurück. Wenn wir jedoch längere Zeiträume betrachten, müssen neben den atmosphärischen Prozessen die Vorgänge in den weiteren Klimasubsystemen – Hydrosphäre/Kryosphäre, Biosphäre, Pedosphäre (Boden) und Lithosphäre – sowie deren Wechselwirkungen untereinander und mit der Atmosphäre einbezogen werden. Für Strömungsprozesse in der Atmosphäre und in den Ozeanen ist das schon recht gut möglich. Bei der Modellierung des Wasserkreislaufes (Wolkenphysik, Niederschlagsbildung) oder der Modellierung der Chemie der Atmosphäre (Kohlenstoffkreislauf, Wechselwirkungen mit der Biosphäre) bestehen hingegen noch große Defizite. Auch die Einflüsse der Aerosole (feste oder flüssige Schwebstoffe in der Atmosphäre), die eine Abkühlung und damit eine Abschwächung des Treibhauseffektes bewirken, sind noch mit großen Unsicherheiten verbunden.

Die externen Klimatreiber für das vergangene und jetzige Klima sind weitgehend bekannt. Dazu zählen Treibhausgaskonzentration, Vulkanismus sowie Sonnenaktivität. Für die Berechnung des zukünftigen Klimas sind Vulkan- und Sonnenaktivität jedoch unbekannt – es wird daher vom Ist-Niveau ausgegangen, die Treibhausgaskonzentration wird dagegen geändert.

Der Weltklimarat IPCC hat diesbezüglich verschiedene Emissionsszenarien entwickelt. Im aktuellen 5. IPCC-Report werden vier Gruppen von Zukunftsszenarien mit unterschiedlichen Maßnahmen zur Emissionsminderung und deren Einfluss auf die Temperaturentwicklung bis zum Jahr 2100 dargestellt (Abb. 4).

Aufgrund des extrem hohen Aufwandes werden globale Klimamodelle von großen Forschungszentren entwickelt und berechnet. Die räumliche Auflösung globaler Klimamodelle beträgt derzeit ca. 100 km in der Horizontalen und etwa 20 bis 30 Schichten in der Vertikalen (Atmosphäre und Ozean).

Prozesse, die in einem kleineren räumlichen Maßstab (Scale) stattfinden, können nicht in globalen Modellen berechnet werden. Um notwendige regionale Aussagen über die Klimazukunft treffen zu können, bedarf es sogenannter „Downscaling"-Methoden.

Ein Weg dazu sind regionale Klimamodelle mit einer deutlich feineren Auflösung; globale Modelle liefern dafür die Randbedingungen. Statistische Regionalisierungsverfahren stellen eine andere Option dar: Dabei werden statistische Zusammenhänge zwischen groß- und kleinskaligen Prozessen genutzt, um räumlich höher aufgelöste Aussagen über das künftige Klima zu erhalten.

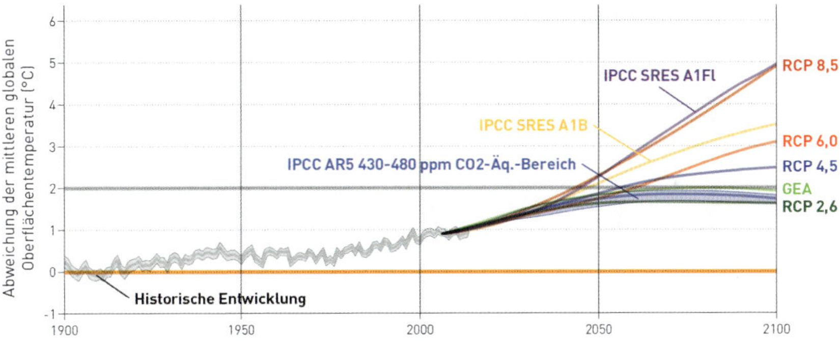

Abb. 4: Abweichung der mittleren globalen Oberflächentemperatur (°C) vom Durchschnitt des ersten Jahrzehnts des 20. Jahrhunderts, historische Entwicklung sowie vier Gruppen von Zukunfts-Szenarien: Ohne Verminderung der Treibhausgasemissionen kommt es bis 2100 zu einem Temperaturanstieg von bis zu 5°C. Datenquellen: IPCC SRES (Nakicenovic et al. 2000), IPCC WG I (2014) und GEA (2012).

ZUSAMMENFASSUNG

Um die komplexen Zusammenhänge beim Klima (und Klimawandel) zu verstehen, ist es hilfreich, die gängigsten Begriffe und ihre Definitionen zu kennen. Die „Witterung“ etwa erstreckt sich im Gegensatz zum Wetter über einen größeren Zeitraum, etwa über einen ganzen Tag, eine Woche oder eine Jahreszeit. Heute ist auch oft von der „gefühlten Temperatur“ die Rede, etwa bei Hitzewarnungen oder an einem kalten, windigen Tag. In die Berechnung der „gefühlten Temperatur“ gehen mehrere meteorologische Parameter ein: Lufttemperatur, Strahlungsbedingungen, Windgeschwindigkeit und Luftfeuchtigkeit.

Eine klassische Definition für das Klima lautet: Das Klima ist die Synthese des Wetters über einen Zeitraum, der lange genug ist, um dessen statistische Eigenschaften bestimmen zu können. Üblicherweise bezieht man sich dabei auf einen Zeitraum von 30 Jahren. Auf das Klima wirken von außen „externe Klimatreiber“ wie Sonnenaktivität, Vulkanausbrüche und Treibhausgase ein. Unter „Klimavariabilität“ versteht man die kleinen Schwingungen von Jahr zu Jahr (Klimarauschen). „Klimaschwankungen“ erstrecken sich zumindest über zehn Jahre und können sowohl von externen Klimatreibern verursacht werden als auch intern entstehen. Wenn diese Änderungen in eine bestimmte Richtung gehen, ist die Rede von Klimaänderung oder Klimawandel.

Mit Klimaelementen kann das Klima in jeder räumlichen Größenskala dargestellt werden: etwa vom Mikroklima auf einer Waldlichtung bis hin zum globalen Klima. Klimaelemente sind etwa Sonnenscheindauer, Luftdruck, Lufttemperatur, Luftfeuchtigkeit, Niederschlag und Wind.

Insgesamt ist das Klimasystem ein komplexes System, bei dem Wechselwirkungen und Rückkopplungen eine wichtige Rolle spielen.

HELGA KROMP-KOLB: „KLIMASCHUTZ IST AUCH GESUNDHEITSSCHUTZ"

Interview mit o.Univ.-Prof. Dr. phil. Helga Kromp-Kolb, Leiterin des Zentrums für Globalen Wandel und Nachhaltigkeit, Universität für Bodenkultur, Wien

Seit wann und warum beschäftigen Sie sich mit dem Thema Klimawandel?

Kromp-Kolb: Ich habe mich schon im Studium mit dem Klimawandel beschäftigt, aber intensiver, seit mich das damalige Umweltministerium zu den ersten Klima-Tagungen geschickt hat. 1985 ist mir die Tragweite des Klimaproblems so richtig bewusst geworden. Je länger und ernsthafter man sich mit dem Thema Klimawandel beschäftigt, desto deutlicher wird einem das Ausmaß der Bedrohung – es eröffnet sich im Austausch mit WissenschafterInnen anderer Disziplinen und mit anderen, weitblickenden, kreativen Menschen aber auch der Blick für das Potenzial für positive Veränderung.

Welche Folgen sind für Sie im Bereich Gesundheit die bedeutendsten bzw. gravierendsten?

Kromp-Kolb: Klimawandel ist eine wichtige Wurzel vieler lokaler und regionaler Konflikte, die häufig zu Krieg, Terror, Migration und Flucht führen. Viel dramatischer können Gesundheitsfolgen auf der physischen und psychischen Ebene wohl nicht werden. Ähnlich belastend können extreme Wetterereignisse wie Wirbelstürme, Überschwemmungen und Dürren sein – sie alle können sich klimawandelbedingt extremer gestalten oder häufiger auftreten.

Betroffen sind kurzfristig immer vor allem die Schwächeren, seien es Länder oder Personengruppen. Einigen Entwicklungsstaaten macht der Klimawandel mit ziemlicher Regelmäßigkeit das im Laufe eines Jahres wirtschaftlich hart Erarbeitete innerhalb weniger Stunden oder Tage, z. B. durch einen Wirbelsturm, wieder zunichte. Aber auch in den Industrienationen sind sozial Schwächere in der Regel stärker betroffen.

Wo sehen Sie die wichtigsten Handlungsfelder im Bereich „Klimawandel und Gesundheit"?

Kromp-Kolb: In der Ärzteaus- und -fortbildung sollte Klimawandel ein wichtiges Thema sein, damit für Österreich neuartige, klimabedingte Erkrankungen von den Hausärzten und in den Spitälern erkannt werden. Der Klimawandel bringt zeitliche und räumliche Verschiebungen im Auftreten von Krankheiten mit sich. Regionen, in denen z. B. Ambrosia-Allergie oder Tularämie bisher nicht aufgetreten sind, können plötzlich betroffen sein. Ein gut organisiertes Gesundheitswesen kann mit solchen Verschiebungen umgehen. Klimaschutz ist auch Gesundheitsschutz. In jeder Arztpraxis, in jedem Spital sollte Informationsmaterial über den Klimawandel aufliegen, mit Tipps, was man zum Klimaschutz beitragen kann. Dazu gehört die Ernährung: Regionale biologische Produkte zu essen und geringerer Fleischkonsum wären für die meisten ÖsterreicherInnen gesundheitlich von Vorteil und auch für das Klima gut. Die Fleischproduktion verursacht pro Kalorie Nahrung gegenüber Getreide, Gemüse oder Obst ein Vielfaches an Treibhausgasemissionen.

2. KLIMAWANDEL IN ÖSTERREICH

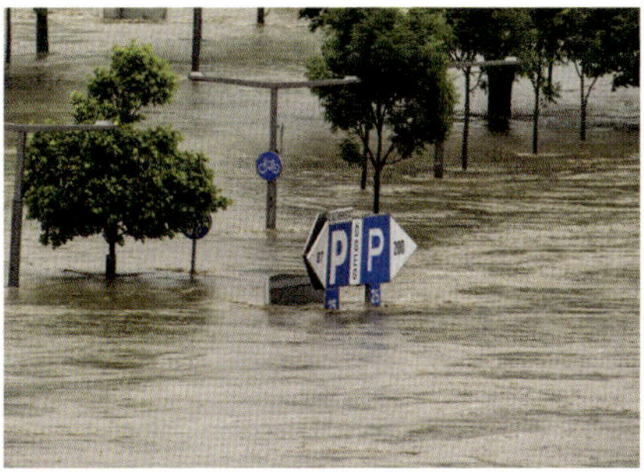

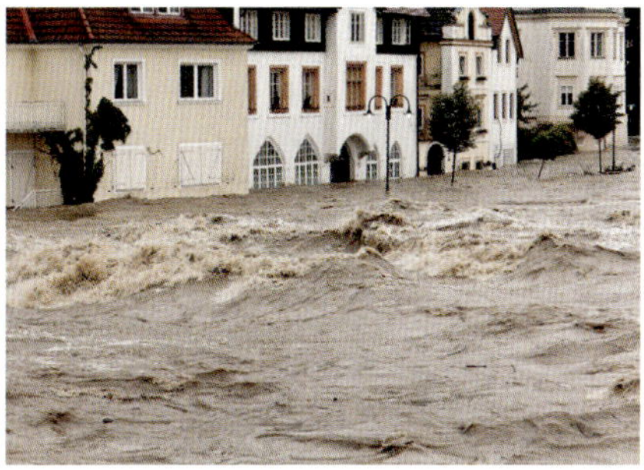

Abb. 5 und 6: Hochwasser in Linz und Steyr im Jahr 2013.

Starkniederschläge, Überflutungen, extrem heiße und trockene Sommer, Winter ohne Schnee, sehr kalte Winter – Ausnahmeerscheinungen? Oder werden solche Wetterextreme in Zukunft zur Norm?

Auf jeden Fall ist für Österreich eine weitere Zunahme der Temperatur zu erwarten, Prognosen im Hinblick auf den Niederschlag sind mit größeren Unsicherheiten behaftet. Dieses Kapitel gibt einen Überblick über die vielfältigen Auswirkungen des Klimawandels auf Gesundheit, Ökosysteme und Biodiversität, Land- und Forstwirtschaft, Wasserwirtschaft, Tourismus, den Energiesektor und die Verkehrsinfrastruktur.

EINLEITUNG

Der Klimawandel findet auch in Österreich statt. Ein zentrales Dokument, das einen Überblick zum Klimawandel gibt, ihn umfassend beurteilt und seine Auswirkungen in Österreich sowie die Möglichkeiten der Minderung darstellt, ist der Österreichische Sachstandsbericht Klimawandel 2014. Er wurde von über 240 österreichischen Wissenschaftern nach dem Vorbild der Sachstandsberichte des Weltklimarates (IPCC) erstellt und verdeutlicht die Dringlichkeit, sofort wirksame und langfristige nationale Maßnahmen zu setzen, um dem fortschreitenden Klimawandel entgegenzuwirken und seine Folgen abzumildern.

Die Veränderungen des Klimas zeigen sich auch in Österreich deutlich: Seit 1880 ist die Temperatur in Österreich um fast 2°C gestiegen. Die Hälfte der Erwärmung in Österreich ist dabei seit 1980 festzustellen. Im globalen Mittel ist die Temperatur seit 1880 um nahezu 1°C gestiegen. Dies wurde hauptsächlich durch menschliche Aktivitäten (besonders Treibhausgasemissionen) verursacht. Der Anteil, den die natürliche Variabilität des Klimas daran hat, macht mit hoher Wahrscheinlichkeit weniger als die Hälfte aus.

Eine weitere Zunahme der Temperatur in Österreich ist zu erwarten: In der ersten Hälfte des 21. Jahrhunderts wird mit einem zusätzlichen Anstieg von etwa 1,4°C gerechnet. Wie sich die Temperatur danach entwickelt, hängt wesentlich von den durch den Menschen verursachten Treibhausgasemissionen in den nächsten Jahren bzw. den umgesetzten Klimaschutzmaßnahmen ab.

Ein ungebremster anthropogener (durch den Menschen herbeigeführter) Klimawandel – also ohne zusätzliche Maßnahmen zur Vermeidung von Emissionen – hätte bis zum Jahr 2100 einen Anstieg der Temperatur von 3–5°C im globalen Mittel und gewaltige Auswirkungen für die Menschheit zur Folge. Aufgrund der enormen Tragweite dieses Szenarios wurden völkerrechtlich verbindliche Vereinbarungen zur Emissionsreduktion getroffen, um den Temperaturanstieg auf unter 2°C zu begrenzen. Im Rahmen der Klimaschutzkonferenz von Paris (2015) haben sich erstmals 195 Länder – darunter auch Österreich – auf ein weltweites, allgemeines und rechtsverbindliches Klimaabkommen geeinigt, um das 2°C-Ziel zu erreichen. Mit der Annahme des Klimavertrages hat sich Österreich verpflichtet, eine effektive nationale Strategie zur Erreichung der vorgegebenen Emissionsreduktionen zu erarbeiten und Maßnahmen umzusetzen (siehe auch Kapitel 6).

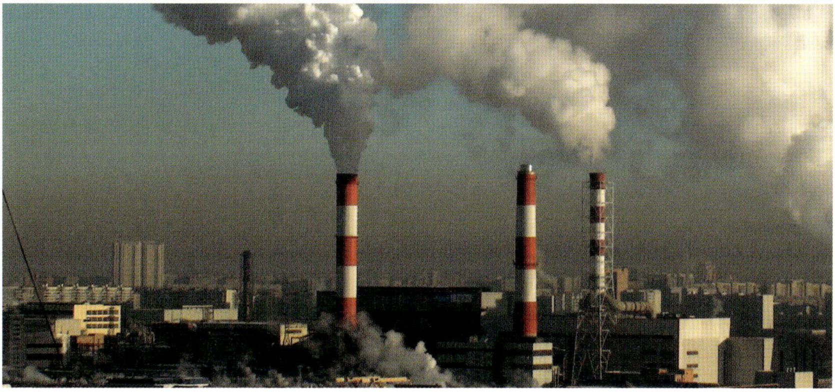

Abb. 7: Seit 1880 ist die Temperatur in Österreich um fast 2°C gestiegen – verursacht hauptsächlich durch menschliche Aktivitäten (besonders Treibhausgasemissionen).

Das Ministerium für ein Lebenswertes Österreich (BMLFUW) und die neun österreichischen Bundesländer haben das Projekt ÖKS15 beauftragt, bei dem Klimaszenarien (bis 2050 bzw. 2100) für alle Bundesländer erstellt wurden. Beispielhaft seien hier Prognosen für den Osten (Wien) und den Westen (Vorarlberg) Österreichs zitiert:

PROGNOSEN FÜR WIEN

- Temperaturerhöhung im Mittel von +1,2 (Klimaschutz-Szenario) bis +1,5°C (ohne Klimaschutzmaßnahmen) **bis 2050**

- Temperaturerhöhung im Mittel von +2,2 (Klimaschutz-Szenario) bis +3,8°C (ohne Klimaschutzmaßnahmen) **bis 2100**

- Es ist bei beiden Szenarien mit einer zumindest leichten Erhöhung der Niederschläge in naher und ferner Zukunft zu rechnen. Für den Winter ist laut aktuellen Berechnungen für das Szenario ohne Reduktion der Treibhausgasemissionen eine Zunahme der Niederschläge bis 2100 von über 30 % möglich.

- Starke Zunahme bei Hitzetagen (> 30°C)

PROGNOSEN FÜR VORARLBERG

- Temperaturerhöhung im Mittel von +1,2 (Klimaschutz-Szenario) bis +1,4°C (ohne Klimaschutzmaßnahmen) **bis 2050**
- Temperaturerhöhung im Mittel von +2,3 (Klimaschutz-Szenario) bis +4,2°C (ohne Klimaschutzmaßnahmen) **bis 2100**
- Für beide Szenarien ist in naher und ferner Zukunft mit einer leichten Zunahme beim mittleren Jahresniederschlag zu rechnen.
- Deutliche Zunahme der Hitzetage bis 2100

Klimaszenarien für alle Bundesländer können auf der Website des BMLFUW nachgelesen werden: www.bmlfuw.gv.at/umwelt/klimaschutz/klimapolitik_national/anpassungsstrategie/klimaszenarien.html

DIE AUSWIRKUNGEN DES KLIMAWANDELS

Der Klimawandel hat vor allem Änderungen der Temperatur sowie der Intensität und Häufigkeit von Niederschlägen zur Folge. Prognosen sind dabei hinsichtlich der Temperaturen leichter möglich, Szenarien beim Niederschlag sind mit größeren Unsicherheiten behaftet.

Im Österreichischen Sachstandsbericht Klimawandel sowie im Rahmen der österreichischen Strategie zur Anpassung an den Klimawandel wurden auf Basis der Klimaszenarien für Österreich zukünftig zu erwartende Auswirkungen des Klimawandels für verschiedene Sektoren zusammengefasst (siehe Abb. 8). Nachfolgend ein Überblick.

GESUNDHEIT

- Die Menschen leiden vermehrt unter der Hitze, speziell in Städten. Im Flachland werden neue Temperaturmaxima gemessen.
- Während Hitzeperioden werden mehr Menschen sterben, das gilt insbesondere für Risikogruppen, also beispielsweise für Personen mit chronischen Krankheiten, Kinder oder Senioren.
- Beeinträchtigte Leistungsfähigkeit während Hitzeperioden.
- Krankheitserreger und -überträger finden bessere Bedingungen für Ausbreitung und Übertragung vor, neue Krankheitserreger können sich etablieren.
- Pflanzliche und tierische Allergene können sich besser ausbreiten.
- Häufigere Extremereignisse (z. B. Muren, Überflutungen) erhöhen das Risiko für Verschüttungen, Verletzungen, dauerhafte Behinderungen bis hin zu Todesfällen.
- Als weitere gesundheitliche Folgen nach Extremereignissen sind Stress und psychische Störungen möglich.
- Schimmelpilzbefall in Wohnräumen nach Feuchteschäden gefährdet die Gesundheit.
- Sommerliche Hochdruckwetterlagen begünstigen die Ozonbildung.
- Die Anzahl wolkenloser Tage in den Sommermonaten könnte zunehmen, was das Hautkrebsrisiko erhöht.

- Höhere Temperaturen bedeuten bessere Bedingungen für Mikroorganismen in Lebensmitteln. Es ist daher möglich, dass die Zahl lebensmittelbedingter Infektionen steigt.
- Es ist möglich, dass erhöhte Wassertemperaturen auch die Lebensbedingungen von Bakterien im Trinkwasser verbessern.

Die Gesundheitsproblematik wird ausführlich in den folgenden Kapiteln behandelt.

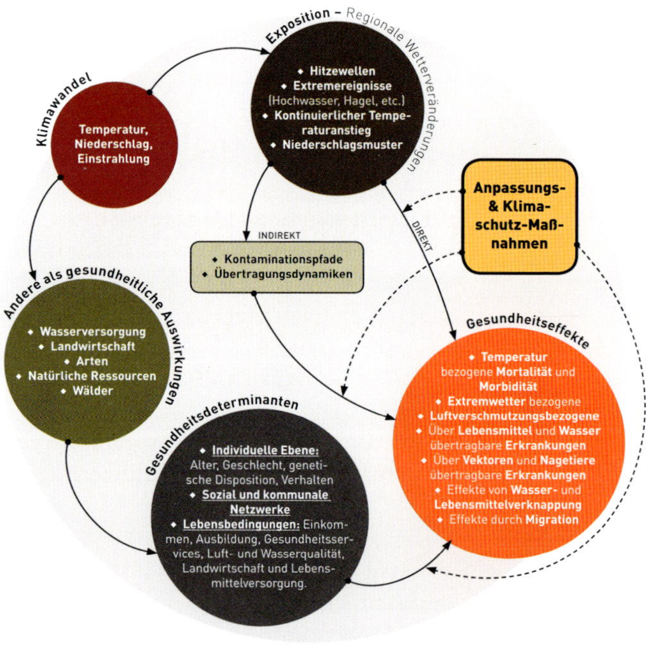
Klimawandel
Temperatur, Niederschlag, Einstrahlung
Exposition – Regionale Wetterveränderungen
• Hitzewellen
• Extremereignisse (Hochwasser, Hagel, etc.)
• Kontinuierlicher Temperaturanstieg
• Niederschlagsmuster
Anpassungs- & Klimaschutz-Maßnahmen
INDIREKT
DIREKT
• Kontaminationspfade
• Übertragungsdynamiken
Andere als gesundheitliche Auswirkungen
• Wasserversorgung
• Landwirtschaft
• Arten
• Natürliche Ressourcen
• Wälder
Gesundheitseffekte
• Temperatur bezogene Mortalität und Morbidität
• Extremwetter bezogene
• Luftverschmutzungsbezogene
• Über Lebensmittel und Wasser übertragbare Erkrankungen
• Über Vektoren und Nagetiere übertragbare Erkrankungen
• Effekte von Wasser- und Lebensmittelverknappung
• Effekte durch Migration
Gesundheitsdeterminanten
• Individuelle Ebene: Alter, Geschlecht, genetische Disposition, Verhalten
• Sozial und kommunale Netzwerke
• Lebensbedingungen: Einkommen, Ausbildung, Gesundheitsservices, Luft- und Wasserqualität, Landwirtschaft und Lebensmittelversorgung.

Abb. 8: Direkte und indirekte Auswirkungen des Klimawandels auf die Gesundheit. Quelle: adaptiert nach Confalonieri et al. (2007); McMichael et al. (2004)

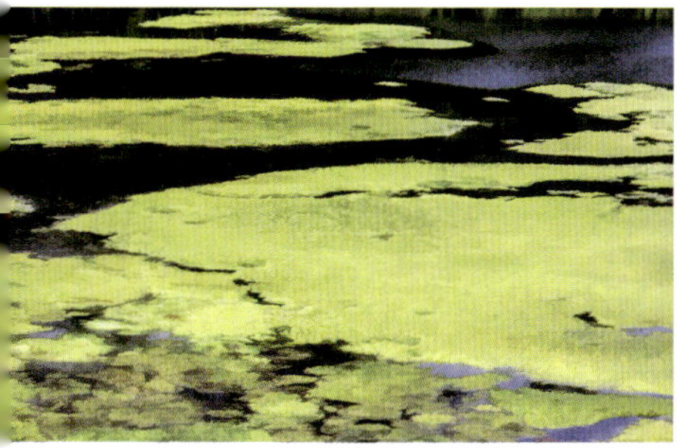

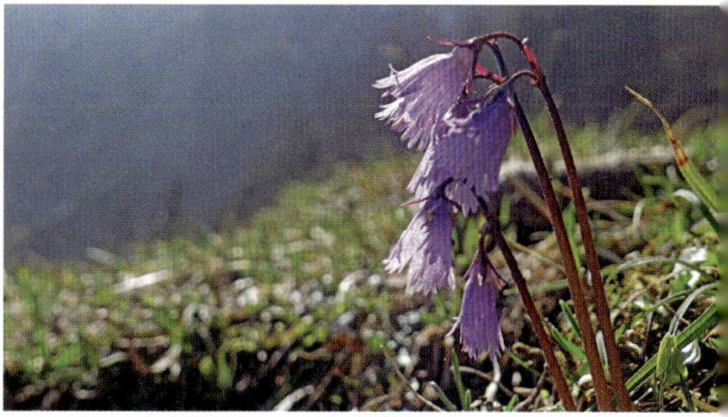

Abb. 9: Steigt die Wassertemperatur, kommt es vermehrt zu Algenwachstum.
Abb. 10: Alpine Lebensräume und kälteangepasste Arten sind besonders von Klimaänderungen betroffen.

NATÜRLICHE ÖKOSYSTEME/BIODIVERSITÄT

- Steigen Hitzebelastung und Trockenstress von Pflanzen, wie es im Süden und Osten Österreichs vermutlich der Fall sein wird, könnte die Artenvielfalt leiden.

- Bei höherer Jahresmitteltemperatur verlängert sich die Vegetationsperiode. Dadurch dehnt sich auch der Zeitraum der pflanzlichen Transpiration aus: Die Pflanzen geben im Lauf eines Jahres mehr Wasser ab.

- Anstieg der Wassertemperaturen vor allem während sommerlicher Trockenperioden. Eine mögliche Folge ist verstärktes Algenwachstum.

- Verschiebung der Verbreitungsgebiete von Arten.

- Änderungen in der Artenzusammensetzung in Lebensgemeinschaften und Biotopen; Verlust von Lebensräumen und Arten, Ausbreitung neuer, invasiver Arten.

- Ökosysteme mit langer Entwicklungsdauer und alpine Lebensräume über der Waldgrenze sind besonders betroffen. Altholzreiche Wälder und Moore können sich nur langsam anpassen, sie sind daher in starkem Maße gefährdet. Mittelfristig ist mit einem lokalen Aussterben kälteangepasster alpiner Arten zu rechnen.

- Generalisten unter den Tierarten werden profitieren, Spezialisten sind bedroht.
- Veränderungen der Beziehungen in Lebensgemeinschaften mit starken Auswirkungen auf Ökosysteme sind zu erwarten: etwa die zeitliche Entkoppelung von Blühzeitpunkt der Pflanzen und Entwicklungsstadium der Bestäuber oder Reduktion der Interaktion von Arten durch räumliche Verschiebung der Verbreitungsgebiete.

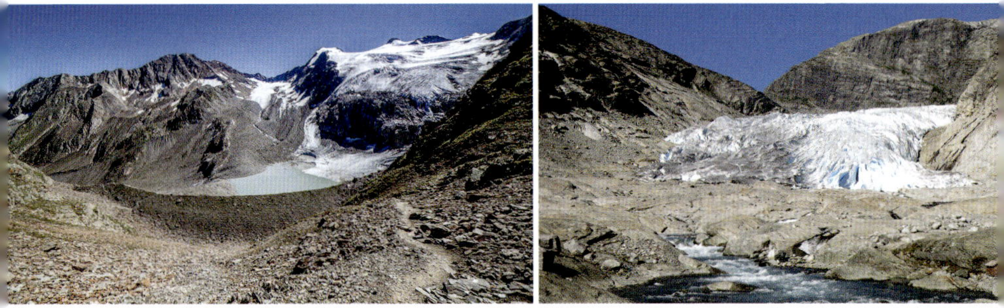

Abb. 11 und 12: Der Rückgang der Gletscher – wie hier in den Stubaier Alpen (li.) und in Norwegen (re.) – setzt sich fort.

WASSERWIRTSCHAFT

- Es wird weniger Schnee fallen, die Dauer der Schneebedeckung nimmt ab, die Schneeschmelze beginnt früher.
- Mehr Winterniederschläge, generell weniger Sommerniederschläge.
- Der Rückgang der Gletscher setzt sich fort. Die Abflüsse aus der Gletscherschmelze dürften um die Jahre 2040 bis 2050 ihr Maximum erreichen.
- Im Flachland wird es zur Verstärkung des Niederwassers im Sommer und Herbst kommen.
- Im Norden (Mühl- und Waldviertel) könnte es zu einem verstärkten Auftreten von Winterhochwässern kommen.

- Grundwasser und Bäche, Flüsse, Seen werden besonders im Sommer wärmer.
- Im Süden und Osten Österreichs wird wahrscheinlich weniger Grundwasser neu gebildet.

LAND- UND FORSTWIRTSCHAFT

- Die Periode des Pflanzenwachstums verlängert sich.
- Im Sommer wird es seltener regnen (dies gilt aber nicht für alle Regionen), im Winter wird es mehr Niederschläge geben.
- Die Niederschlagshäufigkeit im Sommer wird von Jahr zu Jahr mehr schwanken, zudem werden Trockenperioden häufiger.
- Die Pflanzen werden durch Hitze belastet. Verstärkt wird dies dadurch, dass der Bodenwassergehalt vermutlich abnimmt. Im Süden und im Osten Österreichs wird es daher zu erhöhtem Trockenstress kommen.
- Einzelne Kulturen können gänzlich oder regional verschwinden. Gründe dafür sind die Hitzebelastung von Pflanzen und die erhöhte Verdunstung von Wasser aus der Tier- und Pflanzenwelt. Es besteht daher ein erhöhtes Risiko, dass die Artenvielfalt sinkt und gleichzeitig neue, invasive Arten einwandern.
- Es kommt zu Humusverlust, Minderung der Bodenfruchtbarkeit und Wasser- und Nährstoffspeicherkapazität, verstärkter Bodenerosion sowie zu erhöhten Treibhausgasemissionen aus dem Boden.
- Ausbreitung wärmeliebender Schädlinge (z. B. Borkenkäfer), Auftreten neuer Schadorganismen.
- Erhöhtes Risiko für Waldbrände.
- Es ist mit einer Leistungssenkung und einem erhöhten Krankheitsrisiko bei Nutztieren durch vermehrte Hitzeperioden zu rechnen.

ENERGIE

- Erhöhung der Winterabflüsse und früherer Beginn der Schneeschmelze haben Auswirkungen auf die Energieerzeugung durch Wasserkraftwerke.
- Im Spätsommer kommt es möglicherweise zu längeren Niederwasserperioden in alpinen Gewässern. In den vergletscherten Gebieten wird der Sommer- und Herbstabfluss steigen, da die erhöhte Gletscherschmelze zum Abfluss beiträgt.
- Die Wassertemperaturen steigen vor allem während sommerlicher Trockenperioden. Das reduziert die thermische Belastbarkeit von Flüssen.
- Gletscher- und Permafrostrückgang führen zu erhöhtem Geschiebeanteil (Feststoffe, die vom Wasser mitgeführt werden).
- Extremereignisse (z. B. Hitzeperioden, Hangrutschungen, Überschwemmungen) können zu einer Beeinträchtigung der Energieinfrastruktur führen.
- Generell werden wir weniger heizen und mehr kühlen müssen. Es sind im Winter aber auch Kälteextreme möglich.
- Das Angebot an erneuerbaren Energieträgern ändert sich vermutlich (z. B. Windenergie, Solarenergie, Biomasse).

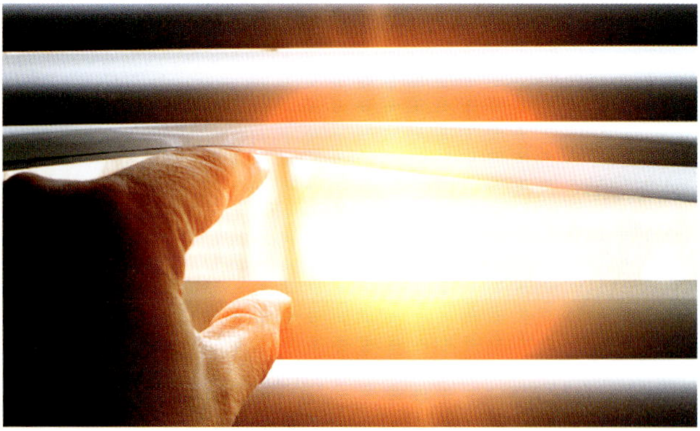

Abb. 13: Die Anzahl der Tropentage mit über 30°C wird weiter zunehmen.

BAUEN UND WOHNEN

- Die Durchschnittstemperaturen steigen und es kommt zu Temperaturextremen.
- Kommt es vermehrt zu Hitzewellen, steigt die Hitzebelastung speziell in den Städten. Auch der Wärmeinseleffekt der Städte wird verstärkt.
- Die Zahl der Tropentage (über 30°C) wird zunehmen.
- In den Nächten wird es häufiger Temperaturen über 20°C geben.
- In höheren Lagen muss man mit erhöhten Schneelasten rechnen, für tiefere und mittlere Lagen können sie wegen der zunehmenden Klimaschwankungen nicht ausgeschlossen werden.
- Derzeit sind noch keine belastbaren Aussagen zu Extremereignissen wie Sturm- und Hagelhäufigkeit möglich. Hier gibt es erhöhten Forschungsbedarf.
- Kommt es zu regional unterschiedlich zunehmenden Starkniederschlägen und taut der Permafrostboden, kann das im alpinen Raum vermehrt zu Muren, Steinschlag, Felssturz, Rutschungen und Lawinenabgängen führen.
- Erhöhtes Risiko für Wald- und Flächenbrände durch Hitzewellen.

VERKEHRSINFRASTRUKTUR

- Steigt die Hitzebelastung, kann das zu Material- und Strukturschäden führen, Straßenbeläge und Schienen können sich verformen.
- Hitze erhöht das Ausfallsrisiko elektronischer Signalanlagen.
- Bisher nicht eindeutig belegt, aber möglich ist, dass sich lokale, kurze Starkniederschläge häufen. Tritt dies ein, können Drainagesysteme überlastet werden, möglicherweise werden Unterführungen geflutet.

- Zunehmendes Risiko für Hangrutschungen oder Murenabgänge.
- Nimmt die Schneemenge in Höhenlagen über 1.800 m zu, kann es regional zu erhöhter Lawinengefahr kommen.
- Es ist mit weniger Eis- und Frosttagen zu rechnen.
- Auftauen der Permafrostböden kann zu Instabilität der Infrastruktureinrichtungen führen und die Steinschlaggefahr erhöhen.
- Belastbare Aussagen zum Thema Stürme sind derzeit noch nicht möglich. Treten Stürme jedoch häufiger auf, muss man mit Schäden an der elektronischen Infrastruktur rechnen; ebenso mit Behinderungen, etwa von Zügen oder Kfz.

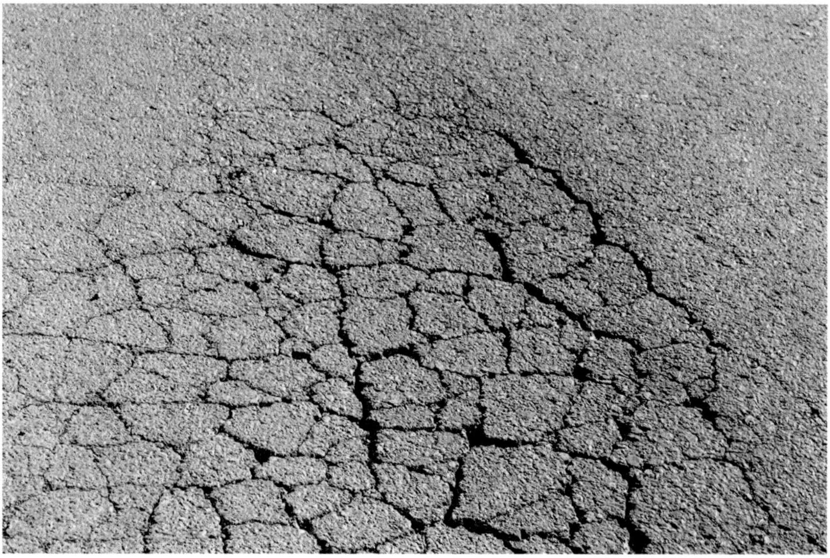

Abb. 14: Steigt die Hitze, können Straßenbeläge Risse bekommen oder sich verformen.

TOURISMUS

- Die Schneesicherheit in tieferen Lagen und die Dauer der Schneebedeckung werden zurückgehen, ebenso die Zahl der Eis- und Frosttage.

- Für den Wintertourismus ist mit zunehmenden Beeinträchtigungen zu rechnen, vielen Schigebieten drohen steigende Beschneiungskosten.

- Liegt in Skigebieten niedriger Lagen weniger Schnee, könnten die Skifahrer auf die Gletscher ausweichen, was wiederum diese belastet.

- Tauen Permafrostböden auf, kann das zu Instabilität der Infrastruktureinrichtungen führen (z. B. Einsinken von Straßen).

- Steigt die Wassertemperatur, erhöht sich auch die Zahl der badetauglichen Tage – allerdings kann durch die erhöhte Wassertemperatur auch die Belastung der Gewässer zunehmen, etwa durch Algen.

- Wird es im Alpenraum wärmer, könnte dieser gegenüber dem heißer werdenden Mittelmeerraum für Touristen attraktiver werden – Stichwort „Sommerfrische“.

- Verstärkte Hitzeperioden im Sommer könnten den Städtetourismus abschwächen und ländliche Gebiete begünstigen.

- Geht durch das geänderte Klima die Artenvielfalt in der Pflanzen- und Tierwelt verloren, verliert auch das Landschaftsbild an Attraktivität.

ZUSAMMENFASSUNG

Die Veränderungen des Klimas zeigen sich auch in Österreich deutlich, wie der Österreichische Sachstandsbericht Klimawandel 2014 ausführlich belegt. Seit 1880 ist die Temperatur in Österreich um fast 2°C gestiegen. Die Hälfte der Erwärmung in Österreich ist dabei seit 1980 festzustellen.

Eine weitere Zunahme der Temperatur in Österreich ist zu erwarten: In der ersten Hälfte des 21. Jahrhunderts wird mit einem zusätzlichen Anstieg von etwa 1,4°C gerechnet. Wie sich die Temperatur danach entwickelt, hängt wesentlich von den durch den Menschen verursachten Treibhausgasemissionen in den nächsten Jahren bzw. den umgesetzten Klimaschutzmaßnahmen ab.

Ein ungebremster Klimawandel – also ohne zusätzliche Maßnahmen zur Vermeidung von Emissionen – hätte bis zum Jahr 2100 einen starken Anstieg der Temperatur mit gewaltigen Veränderungen zur Folge. Aufgrund der enormen Tragweite dieses Szenarios wurden völkerrechtlich verbindliche Vereinbarungen zur Emissionsreduktion getroffen, um den Temperaturanstieg auf unter 2°C zu begrenzen (siehe dazu Kap. 6).

Der Klimawandel hat vor allem Änderungen der Temperatur sowie der Intensität und Häufigkeit von Niederschlägen zur Folge. Prognosen sind dabei hinsichtlich der Temperaturen leichter möglich. Die Durchschnittstemperaturen in Österreich werden steigen und es wird zu Temperaturextremen kommen. Die Zahl der Tropentage (über 30°) wird zunehmen. In den Nächten wird es häufiger Temperaturen über 20°C geben.

Szenarien beim Niederschlag sind mit größeren Unsicherheiten behaftet. Im Sommer wird es seltener regnen (dies gilt aber nicht für alle Regionen), im Winter wird es mehr Niederschläge geben. Im Norden (Mühl- und Waldviertel) könnte es zu einem verstärkten Auftreten von Winterhochwässern kommen.

Was die Ökosysteme betrifft, sind auch hier Auswirkungen des Klimawandels zu erwarten. Moore können sich nur langsam anpassen, sie sind daher in starkem Maße gefährdet. Mittelfristig ist mit einem lokalen Aussterben kälteangepasster alpiner Arten zu rechnen. Die Artenvielfalt wird wahrscheinlich geringer.

Generell sind die verschiedensten Sektoren (Land- und Forstwirtschaft, Infrastruktur usw.) vom Klimawandel betroffen, was in vielen Fällen negative Effekte auf die Gesundheit haben kann.

KARL W. STEININGER: „DIE BEDINGUNGEN VERÄNDERN SICH GESUNDHEITSGEFÄHRDEND"

Interview mit ao.Univ.-Prof. Dr. Karl W. Steininger, Institut für Volkswirtschaftslehre und Wegener Center für Klima und Globalen Wandel, Karl-Franzens-Universität Graz

Seit wann und warum beschäftigen Sie sich mit dem Thema Klimawandel?

Steininger: In meiner Studienzeit an der University of California in Berkeley erfuhr ich 1989 durch John Holdren zum ersten Mal von diesem Phänomen – und widmete der Interaktion von Klimapolitik und internationalem Handel sodann meine Dissertation. Das Thema ließ mich seither nicht mehr los.

Welche Folgen sind für Sie im Bereich Gesundheit die bedeutendsten bzw. gravierendsten?

Steininger: Dass sich in vielen Gebieten auf unserem Planeten die Temperaturen so erhöhen werden, dass Menschen dort physisch nicht mehr überleben können; dass sich in anderen Gebieten, auch bei uns in Österreich, in deutlich erweiterten Zeitfenstern die Bedingungen gesundheitsbeeinträchtigend verändern. Aus heutiger Sicht denke ich dabei vor allem an durch Hitzewellen ausgelöste bzw. verstärkte Herz-Kreislauferkrankungen, aber auch vorzeitige Todesfälle.

Wo sehen Sie die wichtigsten Handlungsfelder im Bereich „Klimawandel und Gesundheit"?

Steininger: Anpassung der Gebäudeinfrastruktur, um in Hitzeperioden besser Schutz zu bieten, sowohl der Wohn- als auch der öffentlichen Gebäude (hier vor allem Krankenhäuser); Forschung im Bereich der Veränderung von Krankheitsbildern und -bedrohungen durch Klimawandel, da hier der Wissensstand noch sehr gering ist.

BARBARA STÖCKL: „AUFKLÄRUNG UND INFORMATION ÜBER KLIMAWANDEL SIND DRINGEND NÖTIG"

Interview mit Barbara Stöckl, TV-Journalistin, ORF-Moderatorin

Seit wann und warum beschäftigen Sie sich mit dem Thema Klimawandel?

Stöckl: 1984 war ich bei der Besetzung der Hainburger Au als junge Reporterin dabei. Es ging um ein Stück Natur, aber natürlich auch um all die dahinterliegenden Fragen: Was bedeutet es, wenn wir Natur vernichten? Was sind die Folgen? Wo führt das hin? Von Klimawandel war damals noch nicht die Rede. 1990 habe ich für den ORF eine große Sendung zum Thema „Natur freikaufen" gemacht. Und ab diesem Zeitpunkt habe ich mich immer wieder mit diesen Themen journalistisch beschäftigt.

Welche Folgen sind für Sie im Bereich Gesundheit die bedeutendsten bzw. gravierendsten?

Stöckl: Zum einen gibt es die direkten und zum anderen viele indirekte Auswirkungen auf die Gesundheit und das Wohlbefinden der Menschen. Hitzebedingte zusätzliche Beschwerden – bis hin zu Sterbefällen – sind drastische Beispiele für direkte Auswirkungen. Änderungen des Klimas wirken sich aber auch indirekt aus, indem z. B. die Ökologie von Krankheitserregern und ihren Überträgerorganismen, die Nahrungsproduktion oder Frischwasserversorgung gestört wird. Weitere Gesundheitsrisiken resultieren aus der Zunahme der Luftverschmutzung, der Luftallergene und der UV-Strahlung. Weitreichende Auswirkungen auf das Gesundheitswesen in Mitteleuropa können aber auch von Vertreibung bzw. Völkerwanderungen, einem Meeresspiegelanstieg oder durch Nahrungsmittelmangel bei Dürre ausgehen.

Wo sehen Sie die wichtigsten Handlungsfelder im Bereich „Klimawandel und Gesundheit"?

Stöckl: Gerade bei den direkten Auswirkungen ist umweltmedizinische Expertise gefragt und – bei entsprechendem Bewusstsein und politischem Willen – auch unmittelbar umsetzbar! Dafür ist zunächst einmal Information und Aufklärung dringend nötig.

3. GOING EXTREME

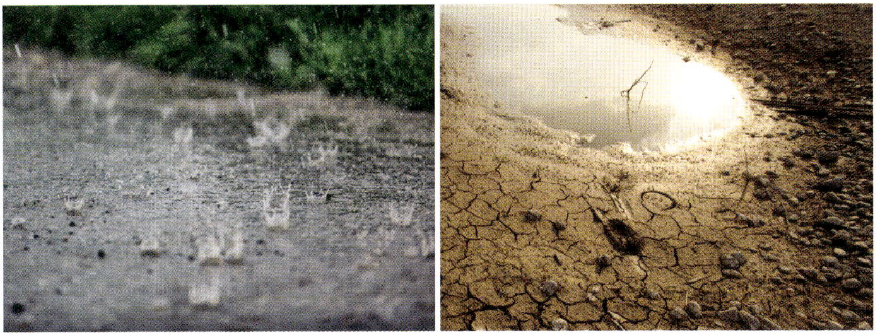

Abb. 15 und 16: Das Klima wird immer extremer und schwankt zwischen Starkregen und lang anhaltender Trockenzeit.

Der Klimawandel ist in vollem Gang, und die Folgen dieser Veränderungen im gesamten Klimasystem machen sich bereits jetzt bemerkbar. Wetterextreme wie längere Trockenzeiten oder Starkregen werden häufiger. Die Folgen für die menschliche Gesundheit werden in diesem Kapitel beschrieben.

Für Österreich gelten besonders Extremwetterereignisse wie Hitze bzw. starke Regenfälle und massiver Schneefall sowie ihre Folgen (Hochwasser und Überschwemmungen, Vermurungen, Lawinen etc.) als wichtigste Konsequenzen des Klimawandels für die Gesundheit.

Auch auf die Auswirkungen von Hitzewellen wird in diesem Kapitel eingegangen. Im Folgenden beschäftigen wir uns außerdem detaillierter mit den Effekten anderer Naturkatastrophen, wie etwa Hochwasser und Vermurungen nach Unwettern mit starken Niederschlägen.

HOCHWASSER, LAWINEN, MUREN

An Gesundheitsfolgen stehen hier Verletzungen, die eventuell zu lebenslanger Behinderung oder sogar zum Tod führen können, im Zentrum. Hochwasser, Stürme, Lawinen, Muren und Erdrutsche können durch mechanische Einwirkungen – ausgelöst etwa durch einstürzende Gebäude, umherfliegende Gegenstände, umstürzende Bäume oder im Wasser mitgerissene Gegenstände – eine hohe Bandbreite an Verletzungen hervorrufen bzw. Menschen auch töten. Mögliche Verletzungen reichen von Knochenbrüchen über Weichteilquetschungen bis zu Schädel-Hirn-Traumen. Menschen können weiters nicht nur bei Hochwasser, sondern auch bei Sturzfluten in den Straßen ertrinken – dies kann auch bei relativ niedrigem Wasserstand eintreten. Zudem können Verschüttungen (z. B. durch Schlamm, Schneelawinen oder einstürzende Gebäude) zum Tod durch Ersticken führen.

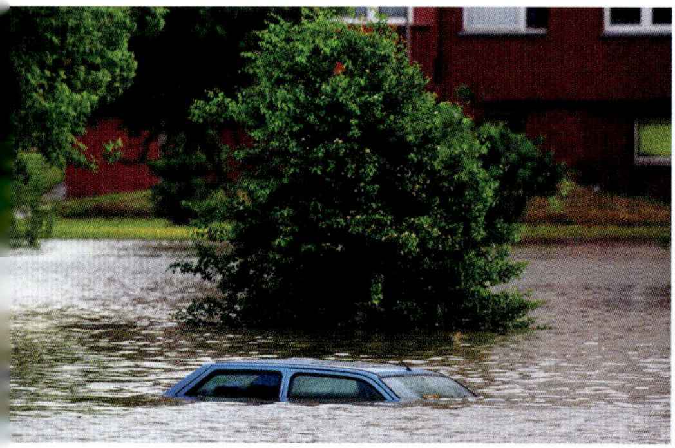

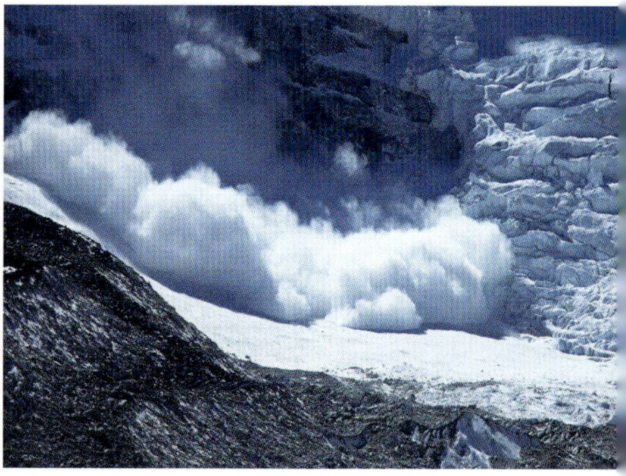

Abb. 17 und 18: Hochwasser und Lawinen als Folge des Klimawandels und als gefährliche Extremereignisse.

Andere, weniger offensichtliche Folgen von Starkregen sind ebenfalls zu beachten: Die Durchfeuchtung von Häusern kann beispielsweise zu massivem Schimmelbefall führen. Weiters kann austretendes Heizöl im Zuge von Hochwasserereignissen Fußböden, Putz und Mauerwerk von Häusern infiltrieren und langanhaltende Belastungen der Raumluft mit Kohlenwasserstoffen (und damit starke Geruchsbelästigung) bewirken.

Zu den Gesundheitseffekten solcher Extremereignisse zählen nicht nur höhere Risiken für Tod und Verletzung. Wissenschaftlich ist seit langem belegt, dass Naturkatastrophen zu traumatischen Reaktionen bis hin zu psychiatrischen Erkrankungen und Suizid führen können. Besonders häufiger wiederkehrende Naturkatastrophen (wie Überflutungen) haben schwerwiegende Konsequenzen: Es zeigte sich, dass Suizidraten in diesen Fällen deutlich stärker anstiegen als nach einem einzelnen Ereignis. Zunehmende Frequenz und Intensität von Katastrophen könnten diese Effekte verstärken.

Sogenannte **posttraumatische Belastungsstörungen** können mit Verzögerung nach einer Katastrophe auftreten und über lange Zeit andauern. Sie zeigen sich in Form vielfältiger Symptome (innerhalb von sechs Monaten nach dem ursächlichen Ereignis). So führen etwa auslösende Reize, die oft nur in sehr kleinen Details an das Trauma erinnern, dazu, dass die traumatisierte Person von Erinnerungen an das Ereignis überflutet wird. Die Betroffenen erleben die traumatische Situation durch sich aufdrängende Gedanken – **sogenannte „Intrusionen“** – immer wieder.

Obwohl das Erlebte längst vorbei ist, bleibt so das Gefühl der Bedrohung zurück und die Betroffenen befinden sich in einer ständig erhöhten Wachsamkeit und vermeiden Reize, die mit dem Trauma in Zusammenhang stehen (Gerüche, Orte, Situationen etc.). Auch der Zustand einer Art Übererregung mit erhöhter Reizbarkeit, übertriebener Schreckhaftigkeit, Konzentrationsstörungen, Ängsten und Schlafstörungen tritt ein. Weitere typische Symptome sind emotionale Betäubung und Depressionen.

Es ist festzuhalten, dass traumatische Ereignisse nicht bei allen Menschen Symptome hervorrufen. Neben der Intensität der Auslösesituation sind auch bereits bestehende psychische Erkrankungen sowie die Reaktion der Umwelt für Entstehen und Schwere der Störung entscheidend. Sowohl bei Betroffenen als auch bei Helfenden bedarf es in solchen Fällen frühzeitiger Unterstützung in der Bewältigung des Erlebten.

Das Gesundheitswesen ist hier gefordert und muss auf solche Situationen vorbereitet sein. Aufgrund der Behandlungskosten sowie der langen Krankenstände bis hin zur Arbeitsunfähigkeit stellen posttraumatische Belastungsstörungen eine erhebliche volkswirtschaftliche Belastung dar.

Mit einer Verschärfung der Situation bezüglich des Auftretens solcher Extremwetterereignisse ist zu rechnen. Zum Schutz der Bevölkerung sind auf vielen Ebenen präventive Vorkehrungen notwendig. Dazu zählen u. a. die Sicherung und Rückgewinnung von natürlichen Überflutungsflächen und Rückhalteräumen, Bauland-Widmungsverbote für entsprechende Gefahrenzonen, Entsiegelung von Flächen, die Gewährleistung einer guten Zusammenarbeit beim Katastrophenmanagement sowie Schutzmaßnahmen bei Gebäuden (siehe Kap. 6 und 7).

KLIMAFLUCHT

Migrationsströme aufgrund umweltbedingter Einflüsse haben in der Menschheitsgeschichte eine lange Tradition. Der Begriff „Klimaflüchtlinge" ist jedoch erst seit den 1970er Jahren bekannt.

Gründe für die sogenannte Umweltmigration durch den Klimawandel sind zunehmende Wasserknappheit, voranschreitende Wüstenbildung, Meeresspiegelanstieg und Zunahme extremer Wetterereignisse. Es ist damit zu rechnen, dass Regionen, die schon jetzt sozioökonomisch und infrastrukturell weniger privilegiert und politisch instabiler sind, stärker von klimatischen Veränderungen betroffen sein werden. Quantifizierungen von „Umweltmigranten" sind jedoch aufgrund der Komplexität und Verschränkung der Faktoren nur eingeschränkt möglich. Nach Schätzungen ist für das Jahr 2050 von 200 Millionen Umweltflüchtlingen auszugehen. Migrationsbewegungen können zur Destabilisierung ganzer Staaten oder Regionen führen, Ressourcenknappheit auslösen und damit neuen Migrationsdruck erzeugen.

Auch innerhalb Österreichs könnte es verstärkt zu Migrationsbewegungen kommen, z. B. bedingt durch die wiederholte Überschwemmung bestimmter Gegenden.

HITZE, KÄLTE UND HITZEWELLEN

KÖRPERTEMPERATUR

Vögel und Säugetiere einschließlich des Menschen sind Warmblüter. Das bedeutet, dass sie die Fähigkeit besitzen, ihre Körpertemperatur trotz wechselnder Außentemperatur in Maßen konstant zu halten. Voraussetzung dafür ist ein höherer Stoffwechselumsatz und Sauerstoffverbrauch als bei Amphibien und Reptilien.

Die feine Abstimmung von Enzymen ist nur innerhalb eines bestimmten engen Temperaturbereichs möglich. Wird dieser Bereich verlassen, ändert sich die Umsetzungsgeschwindigkeit einzelner Stoffe in unterschiedlichem Ausmaß und das komplexe Zusammenspiel der Enzyme wird gestört.

Besonders empfindlich auf Temperaturänderungen reagiert unser Gehirn. Jeder kennt aus eigener Erfahrung, wie es sich anfühlt, wenn wegen einer einfachen Erkältung die Körperkerntemperatur nur um einige Zehntel Grade erhöht ist. Auch bei mäßiger Unterkühlung lässt die Leistungsfähigkeit und Koordinationsfähigkeit rasch nach. Steigt die Kerntemperatur erkältungsbedingt nur um ein Grad, können wir uns schlechter konzentrieren, wir fühlen uns müde, benebelt, sind eventuell schwindlig. Bei einer Erhöhung der Körpertemperatur um lediglich 5°C kommt es zum Kreislaufversagen, bei noch höheren Temperaturen zersetzen sich die Eiweißstoffe und der Tod tritt ein.

Unsere Körperkerntemperatur soll stets ungefähr 37°C betragen. Durch Muskelarbeit und Stoffwechselvorgänge produziert der Mensch Wärme, selbst während des Schlafs. Um die Körpertemperatur gleich zu halten, muss sichergestellt werden, dass wir genau so viel Wärme abgeben, wie wir produzieren. Ist die Umgebungstemperatur niedriger als die Temperatur der Körperoberfläche, wird die Wärmeabgabe durch Steigerung oder Drosselung der Hautdurchblutung gesteuert.

Wird es zu kalt, kommt es zunächst zu gestörten Stoffwechselvorgängen in der Haut, in weiterer Folge entstehen Entzündungen, die den ganzen Körper beeinträchtigen können. Das Blut wird bei Kälte dickflüssiger. Auch deswegen ist im Winter das Risiko für Schlaganfall und Herzinfarkt erhöht. Wirkt die Kälte weiter auf die Haut ein, entstehen sogenannte Nekrosen, das Gewebe stirbt ab und färbt sich schwarzblau.

Nicht nur die Haut wird bei Kälte schlechter durchblutet, sondern auch die Schleimhäute in Nase und Rachen. Schlecht durchblutete Schleimhäute können sich schlechter gegen Krankheitserreger wehren; sie sind trockener und verfügen durch die geringere Durchblutung auch über weniger Abwehrstoffe. Infektionen der Atmungsorgane treten in der kalten Jahreszeit also häufiger auf als im Sommer.

Durch Kälte ist bekanntlich auch eine Unterkühlung des gesamten Körpers möglich, die zum Tod führen kann.

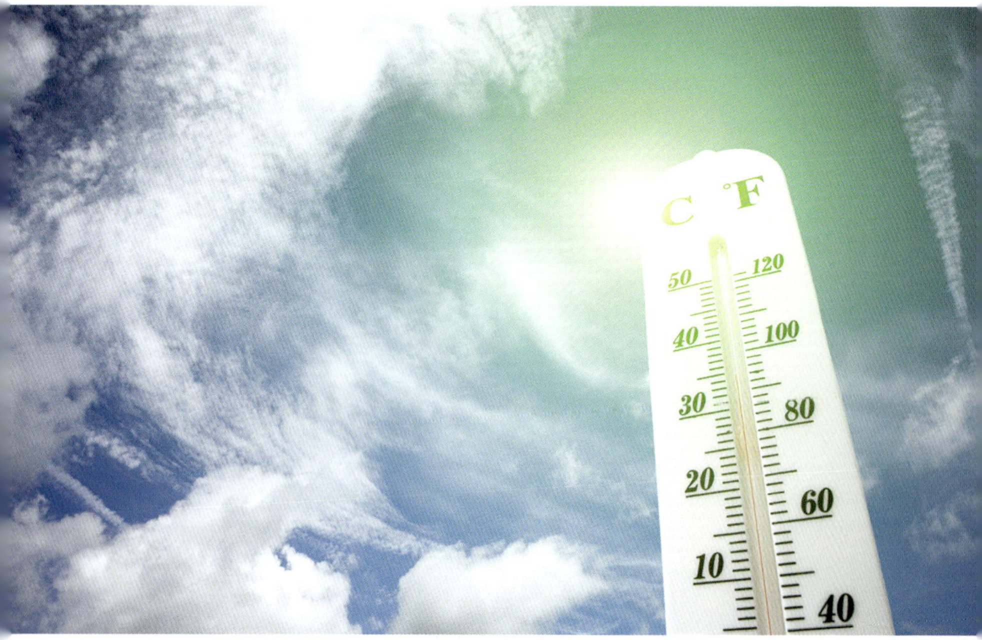

Abb. 19.: Zu große Hitze ist für den menschlichen Körper – insbesondere für Herz und Gehirn – schwer zu verkraften.

Aber auch Hitze macht Probleme: Wenn es draußen wärmer wird und sich die Außentemperatur der Körpertemperatur nähert oder sie sogar übersteigt, dann wird es für uns zunehmend schwieriger, Körperwärme durch bloße Durchblutungszunahme der Haut abzugeben. Durch Schwitzen kühlen wir unsere Haut und zwar, indem der Schweiß auf ihr verdunstet. Das ist aber nur dann effizient, wenn der Schweiß auch wirklich verdunstet. Schweiß, der auf den Boden rinnt, kühlt nicht. Durch hohe Luftfeuchtigkeit wird die Temperaturregulation erschwert. Ist es heiß und feucht, kann der Schweiß auf unserer Haut nicht optimal verdunsten. Um eine effiziente Schweißproduktion (es sollen nicht mehr Wasser und Salze verbraucht werden als unbedingt notwendig) kümmert sich der Körper in der Regel selbst.

Einerseits hilft uns das Schwitzen also, unsere Körpertemperatur zu regulieren, andererseits ist es eine große Belastung für den Körper, denn wir verlieren Wasser und Mineralstoffe, die regelmäßig und in ausreichender Menge ersetzt werden müssen. Weiters muss sich auch das Herz aufgrund der gesteigerten Hautdurchblutung mehr anstrengen als an Tagen mit milden Temperaturen.

Folgende Strategien helfen uns, weniger Körperwärme zu produzieren:

- leichtere Kost essen,
- weniger bewegen,
- in der heißesten Zeit eventuell ruhen, um weniger Muskelenergie zu verbrauchen.

Am empfindlichsten auf Wärme reagiert das Gehirn. Ist die Temperaturregulation des Körpers gestört, kommt es daher zu Kopfschmerzen, Schwindel, Übelkeit, Bewusstlosigkeit und im schlimmsten Fall zum Tod. Durch die gesteigerte Herzleistung kann es auch vorkommen, dass andere wichtige Organe nicht ausreichend mit Blut versorgt werden. Wenn das Gehirn davon betroffen ist, kommt es zum Hitzekollaps. Für das Herz selbst ist Hitze ebenfalls problematisch; so ist etwa das Herzinfarktrisiko erhöht. Zu denken ist auch an Stoffwechselstörungen durch Wasser- und Salzverlust, die u. a. zu Nierenschäden führen können.

TEMPERATUR IM JAHRESVERLAUF UND STERBEFÄLLE

Die Menschheit bemüht sich seit jeher, negative Auswirkungen der Witterung von sich fern zu halten: Wir tragen Kleidung und errichten Häuser, die wir im Winter heizen und ggf. im Sommer kühlen. Dennoch hängt unsere Gesundheit weiterhin wesentlich von den Jahreszeiten und dem Klima ab: So sterben in unserer Klimazone jedes Jahr mehr Menschen im Winter als im Sommer. Die Abbildungen 20 bis 22 zeigen dies für die Jahre 1970 bis 2011 am Beispiel der Wohnbevölkerung von Wien: Über die Jahre sind die Todesfälle pro Jahr deutlich zurückgegangen (Abb. 20), obwohl die Bevölkerungszahlen zugenommen haben und die Bewohner im Durchschnitt auch älter geworden sind. Das ist ein deutlicher Ausdruck der erhöhten Lebenserwartung bzw. der besseren Lebensumstände. Trotzdem unterliegt die Sterbewahrscheinlichkeit weiterhin deutlichen jahreszeitlichen Einflüssen. Abb. 21 zeigt den Verlauf der täglichen Sterbefälle über die gesamte Zeitdauer von insgesamt 42 Jahren, während Abb. 22 ein „Musterjahr" darstellt, das als „Mittelwert" aller 42 Jahre errechnet wurde.

Bakterielle Durchfallerkrankungen sind im Sommer häufiger, viral bedingte Durchfallerkrankungen und Atemwegsinfekte im Winter. Übrigens unterliegt beispielsweise auch das Geburtsgewicht saisonalen Einflüssen.

An heißen Sommertagen sind fast alle Todesursachen häufiger als an Sommertagen mit moderater Temperatur. In absoluten Zahlen ausgedrückt versterben an solchen heißen Tagen die meisten Personen an Herz-Kreislauf-Erkrankungen, wobei diese Krankheiten generell für die meisten Todesfälle verantwortlich sind. Relativ gesehen überwiegen an Hitzetagen jedoch Todesfälle, die sich auf Atemwegserkrankungen zurückführen lassen. Weiters steigt die Zahl der Todesfälle wegen äußerer Einwirkungen, vor allem durch Unfälle, an.

Die „optimale" Temperatur, also jene Temperatur, bei der am wenigsten Menschen sterben, ist z. B. in einer Stadt am Mittelmeer deutlich höher als in Skandinavien. Dies ist ein deutliches Zeichen dafür, dass sich die Menschen biologisch, aber auch durch Lebensstil und zivilisatorische Errungenschaften an die jeweilige Durchschnittstemperatur ihrer Gegend anpassen. Selbst kleinräumig, z. B. im Vergleich zwischen Linz und dem nördlich und höher gelegenen Mühlviertel, fanden wir schon die erwarteten Unterschiede in dieser optimalen Temperatur.

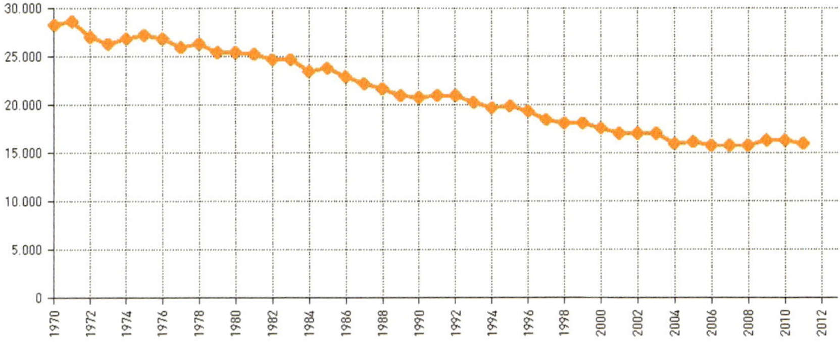

Abb. 20: Jährliche Todesfälle in Wien (1970–2011). Quelle: MedUni Wien.

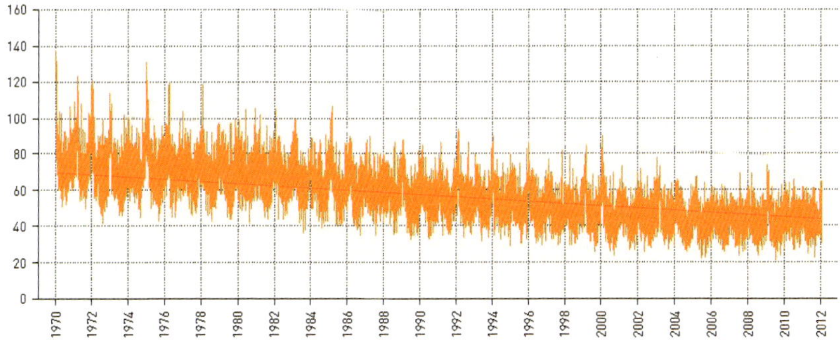

Abb. 21: Tägliche Todesfälle in Wien (1970–2011). Quelle: MedUni Wien.

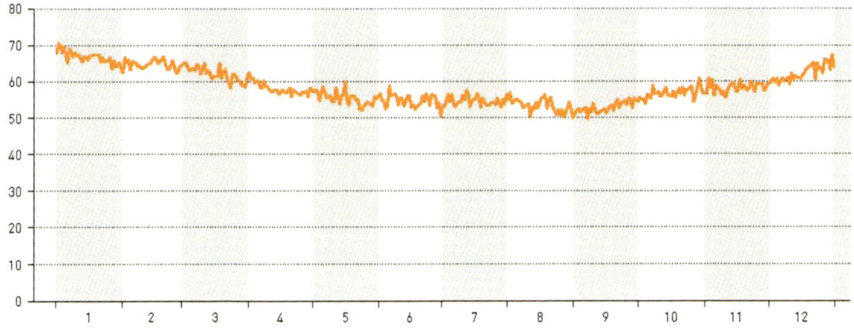

Abb. 22: Tägliche Todesfälle in Wien im Verlauf eines Musterjahres (Monate 1 bis 12), gemittelt 1970–2011. Quelle: MedUni Wien.

Wird diese Temperatur nur ein wenig überschritten, beginnt das Sterberisiko rasch zu steigen. Bei fallenden Temperaturen erhöht sich das Sterberisiko hingegen nur relativ langsam. Dies zeigt, dass wir leichter auf Kälte – z. B. durch Heizen oder durch wärmere Kleidung – reagieren können als auf Hitze.

Auch innerhalb Österreichs finden sich geringe Unterschiede, was die optimale Temperatur betrifft. Diese liegt wie erwähnt beispielsweise in Linz um fast ein Grad höher als im nahe gelegenen Mühlviertel, das bekanntlich etwas höher und nördlicher liegt und daher eine etwas niedrigere Durchschnittstemperatur aufweist. In Wien ist die optimale Temperatur seit 1970 um rund ein Grad gestiegen (das Gleiche gilt übrigens für die Durchschnittstemperatur).

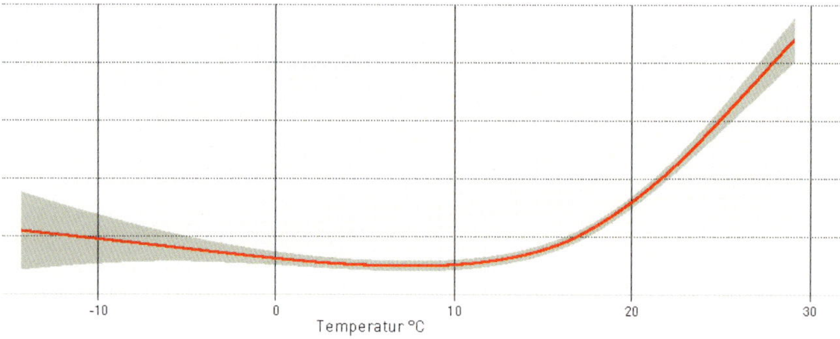

Abb. 23: Einfluss der täglichen Temperatur (Tagesmittelwert in Wien, Hohe Warte) auf die Anzahl der Todesfälle in Wien (1990–2007) am selben Tag.

Abb. 23 zeigt den Einfluss der täglichen Durchschnittstemperatur (gemessen auf der Hohen Warte) auf die Anzahl der Todesfälle in Wien pro Tag in den Jahren 1990 bis 2007. Hier ist deutlich zu erkennen, was auch bei vielen anderen Analysen weltweit (wie erwähnt) gefunden wurde. Unterhalb der Temperatur, bei der am wenigsten Todesfälle auftreten, steigt die Kurve nur langsam an, oberhalb aber steil. Bei der Modellierung der Temperaturwirkung wurde der saisonale Einfluss im Modell berücksichtigt (Abb. 24). Da sowohl die Temperatur als auch der Zeitverlauf keinen linearen Einfluss auf die Zahl der Sterbefälle haben, mussten komplexere Kurvenanpassungen gerechnet werden.

Bestimmte Personengruppen sind der Belastung durch Temperaturextreme nicht gewachsen. Betroffen sind vor allem ältere Menschen und Personen mit

Vorerkrankungen der Atemwege und des Herz-Kreislauf-Systems, aber auch Kinder, psychisch kranke Menschen, Alleinstehende und Personen mit körperlichen Behinderungen. Das Vorhandensein einer Wohnung, deren Ausstattung und Lage (entsprechender Schutz vor Wärme und Kälte) spielt selbstverständlich auch eine wichtige Rolle für das individuelle Risiko.

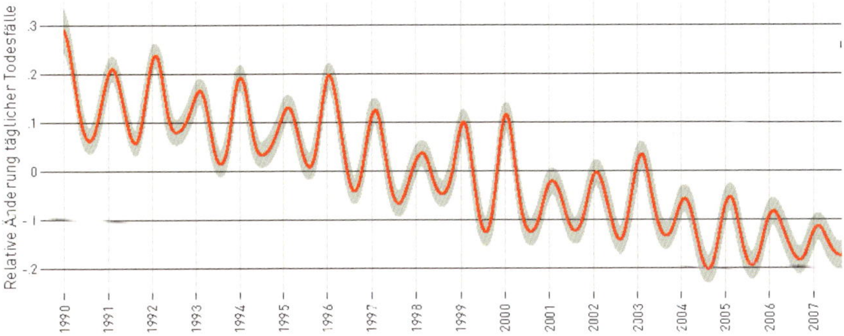

Abb. 24: Langfristige und jahreszeitliche Schwankung in der Anzahl der Todesfälle in Wien (1990–2007).

HITZEWELLEN

Auch in wärmeren Klimazonen, wie etwa in Mittelmeerländern, ist die Sterblichkeit im Winter erhöht. Im Sommer steigt die Zahl der Todesfälle, wenn die optimale Temperatur der jeweils untersuchten Stadt überschritten wird. Die optimale Temperatur liegt dabei umso höher, je höher die sommerliche Durchschnittstemperatur ist. Steigt also in Zukunft die langfristige durchschnittliche Temperatur mit dem Klimawandel um wenige Grad, stellt sich die Frage, ob wir uns an diesen raschen Anstieg anpassen können. Im günstigsten Fall verschiebt sich die optimale Temperatur zu höheren Werten. Der Anpassung „nach oben" sind natürlich Grenzen gesetzt: Vor allem in Kombination von Hitze und hoher Luftfeuchtigkeit ist bald ein Zustand erreicht, bei dem der Organismus selbst durch optimale Schweißproduktion die Körpertemperatur nicht mehr konstant halten kann. Auf der Erde gibt es Gegenden, die nicht mehr weit von der Grenze entfernt sind, wo ein Überleben von Menschen (aber auch von anderen

Warmblütern) im Freien an manchen Tagen nur kurze Zeit möglich ist. Das betrifft etwa die Länder am Persischen Golf oder im tropischen Afrika, Asien oder Amerika. In unseren Breiten sind wir zum Glück noch weit davon entfernt.

Der Körper besitzt – wie erwähnt – verschiedene Möglichkeiten, um sich an ungewohnte klimatische Bedingungen anzupassen. Auch die Gesellschaft als Ganzes muss sich an den Klimawandel anpassen (siehe Kap. 7). Durch den Klimawandel steigt die Gefahr extremer Temperaturereignisse. Hitzetage und Hitzewellen werden zunehmen.

Ab wann wird eigentlich von „extremer“ Hitze gesprochen? Eine allgemein gültige Antwort darauf gibt es wohl nicht, denn Temperaturen, die am Mittelmeer noch als durchaus „normal“ gelten, können in Nordeuropa schon eine völlig ungewöhnliche Hitzewelle darstellen. In Österreich spricht man dann von einer Hitzewelle, wenn an mindestens drei Tagen hintereinander Maximaltemperaturen von über 30°C gemessen werden. Entscheidend für die gesundheitlichen Auswirkungen einer solchen Hitzewelle ist neben der Einwirkung von Hitze über mehrere Tage das Aufheizen der städtischen Ballungsräume. Dadurch erfolgt in der Nacht keine ausreichende Abkühlung, Erholung und Schlaf werden gestört.

Generell sind im Norden und Osten Österreichs die Temperaturen höher als in den mehr alpinen Lagen in Süd- und Westösterreich. Die ausführlichsten Zeitreihen (für Temperatur und Sterblichkeit) liegen uns aus früheren Untersuchungen für Wien und für Teile von Oberösterreich vor. Daher illustrieren die Abb. 20 bis 24 auch die Zusammenhänge am Beispiel von Wien. Indem die Temperaturwirkungen mit Kurvenfunktionen modelliert wurden, geben sie die tatsächlichen Zusammenhänge sehr realitätsnah wieder. Die Effektstärken lassen sich aber leichter mittels linearer Zusammenhänge beschreiben. Wir haben die Temperaturwirkungen auf die täglichen Sterbefälle in Wien von 1990 bis 2007 mittels dreier Geraden angenähert, die den schädlichen Einfluss langfristiger Kälte sowie mittels zweier Geraden den Einfluss der akuten Temperatur bei hohen und bei niedrigen Temperaturen repräsentieren: Unterhalb von 20°C (für das Tagesmittel) schätzte das Modell sogar einen protektiven Effekt der steigenden Temperatur (aufs Jahr hochgerechnet ca. 39 Fälle je Grad), während bei höheren Temperaturen ein deutlicher Anstieg der Todesfälle (645 Fälle pro Grad und Jahr) berechnet wurde.

Einige Hitzewellen sind durch eine ausgeprägte Übersterblichkeit in die Geschichte eingegangen. Die bekanntesten Beispiele sind wohl Chicago 1995 und Frankreich (speziell Paris) 2003. Neben Frankreich waren 2003 aber auch zahlreiche andere europäische Länder betroffen. In Chicago mag die hohe Luftfeuchtigkeit zu der hohen Sterblichkeit beigetragen haben. Gerade die europäische Hitzewelle im Jahr 2003 hat aber auch gezeigt, dass die Behörden nicht ausreichend auf ein solches Ereignis vorbereitet waren. Dies hat die Katastrophe verstärkt. Die europäische Hitzewelle im Jahr 2003 zeichnete sich auch durch ihre lange Dauer aus und forderte insgesamt rund 70.000 Todesopfer – fast 15.000 davon allein in Frankreich.

In den Jahren 2006 und 2007 kam es in West- und Südeuropa zu weiteren Hitzewellen ähnlichen Ausmaßes. Die Sterblichkeit war aber deutlich geringer als 2003. Das lag möglicherweise auch daran, dass die Menschen aus der Katastrophe im Jahr 2003 gelernt haben. 2010 war Russland von einer massiven Hitzewelle, mit Torfbränden vor allem rund um Moskau und mit Waldbränden, betroffen. Durch Hitze und Luftverschmutzung kam es zu einer Übersterblichkeit von mehr als 50.000 Todesfällen.

TIPPS, UM WOHNUNG UND ORGANISMUS KÜHL ZU HALTEN

Jeder Einzelne kann die Wohnung (auch ohne klimatechnische Hilfsmittel) und den Organismus mit einfachen Maßnahmen relativ kühl halten (siehe auch Kap. 7):

- Fenster über Nacht öffnen und tagsüber geschlossen halten (an heißen Tagen kann man beobachten, dass in vielen Wohnungen Fenster geöffnet/gekippt sind)
- Fenster wenn möglich mit Rollläden ausstatten,
- zusätzliche Wärmequellen im Haus vermeiden (z. B. auch Stand-by oder im Leerlauf befindliche Akkus),
- leichte, kleine Mahlzeiten essen,

- viel trinken,
- körperlich anstrengende Tätigkeiten nach Möglichkeit unterlassen oder in die Morgenstunden verlegen,
- leichte, luftige Kleidung und im Freien Kopfbedeckung als Schutz vor der Sonne tragen,
- außer Haus nach Möglichkeit überdachte und schattige Fußwege nutzen, gekühlte Einkaufszentren etc. bzw. bewaldete Gebiete (bei Ausflügen in die Natur) aufsuchen.

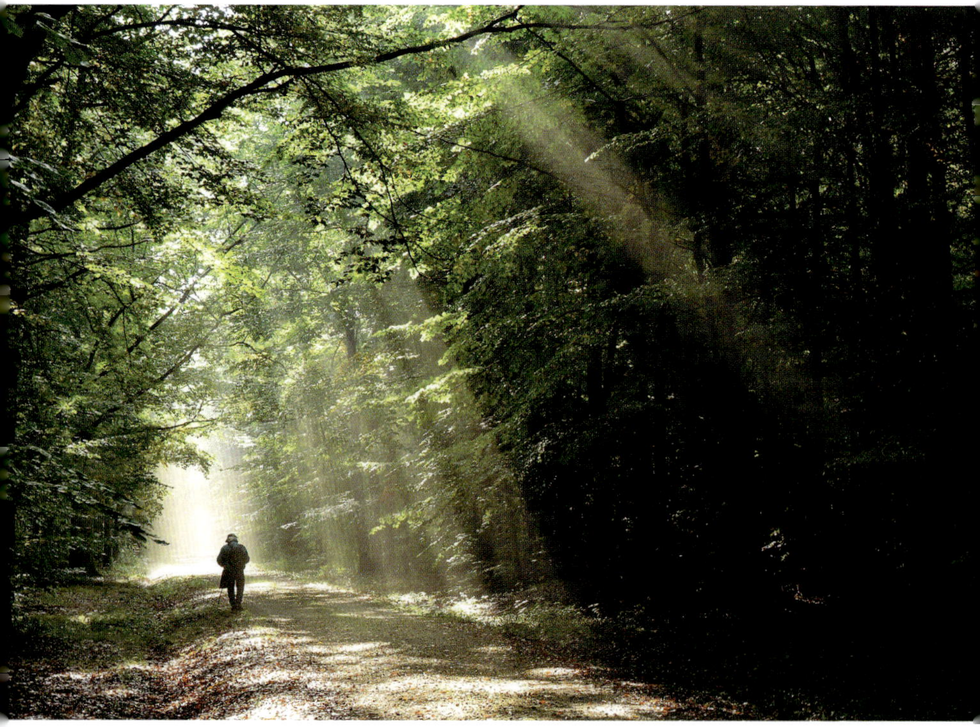

Abb. 25: Ein Waldspaziergang kann bei großer Hitze helfen, den menschlichen Organismus kühl zu halten.

WEITERE MASSNAHMEN ZUM SCHUTZ BEI HITZEWELLEN

Weiters sollten wir bei Hitzewellen auch an (alleinstehende) ältere Angehörige und Bekannte denken und am besten täglich nachfragen, wie es ihnen geht, ob ihnen die Hitze zu schaffen macht, sie ausreichend Flüssigkeit zu sich nehmen und ob sie Hilfe (etwa bei Einkäufen) brauchen.

Die Behörden müssen auf Hitzewellen in vielfältiger Weise vorbereitet sein. Sie sollten wissen, wo Menschen leben, die bei Hitzewellen besonders gefährdet sind und diese bzw. die sie betreuenden Personen und Einrichtungen warnen. Überdies muss klar sein, welche Einrichtungen diesen Personen helfen können, etwa durch die Bereitstellung kühler Räume (in Pensionistenhäusern, Einkaufszentren, Kranken- und Pflegehäusern etc.), entsprechende Betreuung durch mobile soziale Dienste oder auch die Organisation von Nachbarschaftshilfe. Zusätzlich müssen die Menschen verständlich und umfassend beraten werden. Dies gilt besonders für gefährdete Personengruppen.

Nicht ausreichend ist beispielsweise eine Informationskampagne allein über das Internet. Wenig hilfreich ist übrigens auch der „klassische" abendliche Wetterbericht. In Frankreich wurden aufgrund der Erfahrungen aus der Hitzekatastrophe 2003 von den Gesundheitsbehörden gemeinsam mit den Rundfunkanstalten spezielle Informationstexte für Radio und Fernsehen erstellt. Generell ist es wichtig, dass sich Behörden kritisch mit der eigenen Öffentlichkeitsarbeit auseinandersetzen.

Es geht aber nicht nur um die Reaktion, wenn eine Hitzewelle bereits eingetreten ist oder prognostiziert wird. Vielmehr müssen unsere Städte widerstandsfähiger gegen Hitze werden. Zu den Maßnahmen gegen städtische „Hitzeinseln" zählen etwa die die Schaffung von Grünflächen und Wasserflächen, die Pflanzung von Bäumen, die Beschattung von Freiflächen und Gehwegen oder die Fassaden- und Dachbegrünung. Wichtig sind auch Beschattungsmaßnahmen beim Hausbau und die Bereitstellung von Trinkwasserbrunnen im öffentlichen Raum.

Wir sollten uns auch überlegen, wie der Tagesablauf (Beispiel Mittagspause in südlicheren Ländern) und die Urlaubs- und Ferieneinteilung sich auf ein geändertes Klima einstellen könnte. Klimaanlagen sind zwar in bestimmten Bereichen sicher sinnvoll. Eine flächendeckende Verbreitung ist aber aus verschiedenen Gründen nicht zu empfehlen: wegen des Energieverbrauchs, weil Klimaanlagen die Stadt zusätzlich aufheizen (Abwärme) und auch aus gesundheitlichen Gründen. Gerade der abrupte Wechsel zwischen gekühltem Innenraum und heißer Außenluft stellt für den Organismus eine große Belastung dar, wie wohl jeder weiß, der schon einmal in den USA war. Wenn man also bereits in klimatisierten Räumen lebt und arbeitet, sollte man danach trachten, dass sich die Temperatur nicht extrem von der Außentemperatur unterscheidet. 19°C im Sommer und 24° im Winter (wie immer häufiger zu beobachten) sind sicher nicht empfehlenswert.

HITZESCHUTZPLÄNE

Die Weltgesundheitsorganisation hat empfohlen, Strategien, Pläne und Maßnahmenpakete zu erarbeiten, um die Bevölkerung bestmöglich vor Hitzebelastung zu schützen. Die Landessanitätsdirektion der Steiermark hat deshalb 2011 einen umfassenden Hitzeschutzplan entwickelt, der mittlerweile aktualisiert wurde. Auch in einigen anderen Bundesländern gibt es Hitzeschutzpläne oder Ähnliches, so z. B. in Kärnten.

Wesentlicher Teil des Hitzeschutzplans Steiermark sind Prognosen der Zentralanstalt für Meteorologie und Geodynamik ZAMG/Steiermark. Die Warnstufe wird aktiviert, wenn an (zumindest) drei aufeinander folgenden Tagen eine starke Wärmebelastung zu erwarten ist. Betroffene Einrichtungen in der Steiermark (wie Altenpflegeheime, Krankenhäuser, mobile Dienste, Kinderbetreuungsstätten, Blaulichtorganisationen usw.) werden per E-Mail von der ZAMG/Steiermark verständigt und gewarnt. Die E-Mail enthält detaillierte regionale Prognosen sowie Empfehlungen, Hinweise und Links zu weiteren Informationen. Die Abschätzung der Wärmebelastung erfolgt dabei anhand mehrerer Faktoren und unter Einbeziehung der gefühlten Temperatur. Dargestellt wird die Wärmebelastung leicht verständlich für sieben Regionen.

Die zeitgerechte Warnung verschafft den betroffenen Einrichtungen entsprechend Zeit, notwendige Maßnahmen wie die Koordination der Dienstpläne, die Organisation von zusätzlichem Betreuungspersonal, haustechnische Maßnahmen, die temporäre Einrichtung von Anrufdiensten zur Durchführung von Kontrollanrufen bei alleinstehenden Personen etc. zu setzen.

Im steirischen Hitzeschutzplan ist auch eine Fülle weiterer Informationen zum Thema „Hitze und Gesundheit“ enthalten, u. a. eine lange Liste von Medikamenten, die bei Hitze zu Problemen führen können. Dies sind etwa Medikamente, die die Thermoregulation beeinträchtigen, zu Flüssigkeits- und Elektrolytverlust führen oder das Durstgefühl unterdrücken. „Die Auswirkungen der Einnahme von bestimmten Medikamenten auf den Organismus bei gleichzeitiger starker Wärmebelastung sollten grundsätzlich vom behandelnden Arzt unter Berücksichtigung der persönlichen Risikofaktoren und bestehender Krankheiten eingeschätzt werden“, heißt es dazu im Hitzeschutzplan.

Der steirische Hitzeschutzplan kann im Internet heruntergeladen werden: www.verwaltung.steiermark.at/cms/ziel/74834789/DE/

ZUSAMMENFASSUNG

Durch den Klimawandel werden Extremwetterereignisse wie Hitze bzw. starke Regenfälle und massiver Schneefall wahrscheinlich zunehmen. An Gesundheitsfolgen bei Überschwemmungen, Erdrutschen, Lawinen etc. sind Verletzungen durch mechanische Einwirkungen, die eventuell auch zum Tod führen können, zu nennen. Menschen können nicht nur bei Hochwasser, sondern auch bei Sturzfluten in den Straßen ertrinken. Weiters können Verschüttungen (z. B. durch Schlamm, Schneelawinen oder einstürzende Gebäude) zum Tod durch Ersticken führen.

Zu den Gesundheitsfolgen solcher Extremereignisse zählen nicht nur höhere Risiken für Tod und Verletzungen. Wissenschaftlich ist seit langem belegt, dass Naturkatastrophen auch zu posttraumatischen Belastungsstörungen führen können.

Andere, weniger offensichtliche Folgen sind ebenfalls zu beachten: Die Durchfeuchtung von Häusern nach Starkregen und Überschwemmungen kann beispielsweise zu massivem, die Gesundheit gefährdenden Schimmelbefall führen.

Hitze- und Kältewellen führen zu erhöhter Sterblichkeit. Die „optimale" Temperatur, also jene Temperatur, bei der am wenigsten Menschen sterben, ist z. B. in einer Stadt am Mittelmeer deutlich höher als in Skandinavien. Auch innerhalb Österreichs finden sich gewisse geringe Unterschiede, was die optimale Temperatur betrifft. Und die „optimale" Temperatur kann sich verändern – in Wien ist sie beispielsweise seit 1970 um rund ein Grad gestiegen.

Von Hitzewellen betroffen sind vor allem ältere Menschen und Personen mit Vorerkrankungen der Atemwege und des Herz-Kreislauf-Systems, aber auch Kinder, psychisch kranke Menschen, Alleinstehende und Personen mit körperlichen Behinderungen.

Um die negativen Auswirkungen von Hitzewellen zu verringern, sind Hitzeschutz- und -aktionspläne von großer Bedeutung. Die Behörden müssen die am meisten Gefährdeten bzw. die sie betreuenden Einrichtungen und Personen warnen, mobile Dienste, Rettung, Nachbarschaftshilfe etc. müssen vorbereitet sein.

Sehr wichtig sind auch Maßnahmen gegen das Aufheizen der Städte und zur Vermeidung städtischer Hitzeinseln, z. B. durch die Schaffung von Grünflächen und Wasserflächen, die Pflanzung von Bäumen, die Beschattung von Freiflächen oder die Fassaden- und Dachbegrünung.

MICHAEL KUNDI: „DIE GROSSE GEFAHR SIND LANGFRISTIGE, SCHLEICHENDE VERÄNDERUNGEN"

Interview mit Univ.-Prof. Dr. Michael Kundi, ehem. Leiter des Institutes für Umwelthygiene der MedUni Wien

Seit wann und warum beschäftigen Sie sich mit dem Thema Klimawandel?

Kundi: 1979 hatten wir am Institut für Umwelthygiene ein Buchprojekt in Planung, das die Themen der Umwelthygiene ausführlicher, als das im Leitfaden der Umwelthygiene von Prof. Haider geschah, behandeln sollte. Mir fiel der Bereich „physikalische Faktoren" zu. Da Klima nirgendwo dazu passte, wurde es dort angehängt. Aus dem Buch wurde nichts, aber ich hatte schon begonnen, mich mit den verschiedenen Aspekten des Klimas zu beschäftigen. Dazu kam, dass im selben Jahr eine Weltklimakonferenz abgehalten wurde, die zum Schluss kam, dass die erhöhte Konzentration von CO_2 und anderen Treibhausgasen zu einem weltweiten Temperaturanstieg und erheblichen Konsequenzen auf das Weltklima führen würde.

Welche Folgen sind für Sie im Bereich Gesundheit die bedeutendsten bzw. gravierendsten?

Kundi: In den Tropen und ihren Randzonen sind es insbesondere die unmittelbaren Auswirkungen von Extremereignissen, die das Leben und die Gesundheit bedrohen, sowie die Zerstörung der Grundlagen der Nahrungsmittelproduktion. In unseren Breiten kommt es zwar auch zu einer Zunahme extremer Wetterereignisse mit unmittelbaren Gesundheitsfolgen, wie Übersterblichkeit während Hitzewellen, und zu Folgen, die mit gewisser Verzögerung eintreten, wie das posttraumatische Stresssyndrom, oder Gesundheitsgefährdungen durch Kontamination von Innenräumen, Gärten und Feldern mit Schadstoffen, die durch Hochwässer verbreitet werden. Eine besondere Gefahr sehe ich aber in den langfristigen, schleichenden Veränderungen: Das Auftauen des alpinen Permafrostbodens wird zu einer nie dagewesenen Instabilität von Felsmassiven und Hängen führen, die überall in den Alpen den Lebensraum des Menschen bedrohen wird. Auch die Ausbreitung von Pathogenen wird eine Herausforderung für das Gesundheitssystem darstellen, weil es zu Erkrankungen kommen kann, die bei uns früher unbekannt waren.

Wo sehen Sie die wichtigsten Handlungsfelder im Bereich „Klimawandel und Gesundheit"?

Kundi: Der Klimawandel ist bereits eingetreten, es geht also nur mehr darum, ihn zu begrenzen und seine Auswirkungen zu mildern. Im Bereich der Gesundheitssysteme halte ich besonders die folgenden Punkte für wichtig:

- Prepare for heat waves: Es muss ein klares Konzept umgesetzt werden, das bei Gefahr des Auftretens einer Hitzewelle anspringt und die Medien, die Gesundheitsdienste und die Bürger möglichst ohne Panikmache vorbereitet, wie man diese Tage am besten übersteht.

- Änderung der Bauordnungen: Besonders im städtischen Bereich muss durch bauliche Maßnahmen der Bildung von Hitzeinseln entgegengewirkt werden. Dafür muss es gesetzliche Regeln geben.

- Prüfung der Siedlungszonen in den Alpen. Überregionale Fachgremien müssen die Gefährdung durch Vermurungen und Steinschlag praktisch für jeden Quadratmeter Siedlungsfläche vornehmen. Auch Straßen und Wege müssen entsprechend beurteilt werden.

- Implementierung von Monitoringsystemen für das Auftreten von neuen Pathogenen und Förderung der Entwicklung von Präventionsstrategien (z. B. Impfstoffe).

- Erarbeitung von Richtlinien für Kläranlagen, Deponien, Tanklagern etc. für die Vorsorge vor Hochwässern.

MARCUS WADSAK: „DURCH AUFKLÄRUNG OHNE PANIKMACHE BEWUSSTSEIN SCHAFFEN“

Interview mit Mag. Marcus Wadsak, Redaktionsleiter/Moderator ORF-Wetter

Seit wann und warum beschäftigen Sie sich mit dem Thema Klimawandel?

Wadsak: Ich habe mein Meteorologie-Studium im Jahr 1990 begonnen, seit damals beschäftigt mich der Klimawandel und ich mich mit ihm. Wenn man am Wetter interessiert ist, führt daran kein Weg daran vorbei. Denn nur wenn wir das aktuelle Wetter im Kontext mit dem Klima, sowohl mit dem aktuellen als auch mit dem vergangenen, sehen, können wir verstehen, was da in unserer Atmosphäre vor sich geht.

Welche Folgen sind für Sie im Bereich Gesundheit die bedeutendsten bzw. gravierendsten?

Wadsak: Bezüglich der Gesundheit sehe ich die größten Probleme durch mehr und längere Hitzewellen. Langanhaltende Hitzeperioden häufen sich und auch die Dauer von Hitzewellen steigt. So sind nach Schätzungen im Jahr 2003 in Europa 70.000 Menschen an den Folgen der extremen Hitzewelle im Sommer ums Leben gekommen.

Wo sehen Sie die wichtigsten Handlungsfelder im Bereich „Klimawandel und Gesundheit“?

Wadsak: Für mich steht eine vernünftige Aufklärung bezüglich Klimawandel im Vordergrund, und zwar eine faktenbasierte Aufklärung ohne Panikmache. Ebenso halte ich es für erstrebenswert, einen österreichweit einheitlichen Alarmplan für Hitzewellen zu erstellen. Dieser sollte für die rechtzeitige Warnung und auch für umfassende Information, wie man sich vor Hitze schützen und sich schonen kann, sorgen.

4. KLIMAWANDEL UND INFEKTIONSERKRANKUNGEN

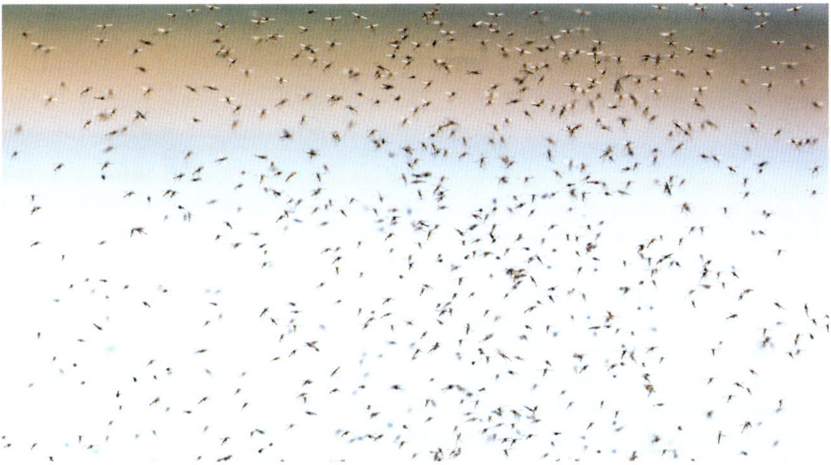

Abb. 26: Bereits jetzt wurden als Folge der Klimaerwärmung mehrere Stechmückenarten aus den Tropen nach Mitteleuropa eingeschleppt.

Die Welt der Viren, Bakterien, Würmer, Pilze und Milben ist eine riesige Welt, die sich großteils außerhalb unserer Wahrnehmung befindet. Mit dem Klimawandel rücken die kleinen Organismen jedoch zunehmend in den Fokus unserer Aufmerksamkeit, da sich mit dem Klima auch ihr Verbreitungsgebiet ändert.

Ausführlicher wird in diesem Kapitel vor allem auf Zecken, Stechmücken und Sandmücken sowie die von ihnen übertragenen Erreger eingegangen.

EINLEITUNG

Neben dem Klimawandel begünstigen globale Vernetzung und internationaler Reiseverkehr die Ausbreitung von Krankheiten, die durch Mücken und Zecken übertragen werden. Auch der Transport von Haus- und Nutztieren, Pflanzen und Waren fördert den internationalen Austausch diverser Krankheitserreger und -überträger.

Wie die einzelnen Erreger in ihrer neuen Heimat zurechtkommen, hängt einerseits von ihrer Lebensweise ab, andererseits davon, wie sie von einem Wirt zum anderen gelangen. Für Erreger, die von Mensch zu Mensch übertragen werden, wie etwa das Masernvirus, spielen klimatische Faktoren keinerlei Rolle, weil das „Ökosystem Mensch" immer wohltemperierte Bedingungen bietet – in der Arktis genauso wie in der Sahelzone. Für Erreger, die direkt von Tieren auf den Menschen übertragen werden, gilt das ebenso. Ein Beispiel dafür ist das Tollwutvirus. Wandern jedoch Wirtstiere aufgrund von Klimaveränderungen ab, ändert sich natürlich auch das Verbreitungsgebiet von Tollwut oder ähnlichen Erregern.

Anders verhält es sich mit jenen Gruppen von Erregern, die im Laufe ihrer Entwicklung im Freien überleben müssen (z. B. Eier von Würmern und Zysten von Einzellern, die im Boden überdauern), oder mit jenen, die durch Zecken, Milben und Insekten übertragen werden. Beide Gruppen zählen zu den sogenannten ektothermen Organismen; d.h. sie sind völlig von der Umgebungstemperatur abhängig. Die Temperatur ist ausschlaggebend dafür, ob und wie ihr Stoffwechsel funktioniert und ob sie sich vermehren, entwickeln und verbreiten können. Je wärmer, desto schneller verlaufen die Stoffwechselvorgänge und die Reproduktionsraten steigen. Auch die sogenannte äußere Inkubationszeit verringert sich unter diesen Bedingungen dramatisch. Darunter versteht man die Zeit zwischen der Aufnahme eines Erregers durch einen Wirt und dessen Fähigkeit, den Erreger auf andere Wirte zu übertragen.

Die biologische Vielfalt von Erregern und Überträgern ist riesig. Zu nennen sind

- Bakterien,
- Pilze,
- eine Vielzahl an Eingeweidewürmern (Helminthen),
- Schnecken, die als Zwischenwirte fungieren,
- und schließlich alle Gliederfüßler (z. B. Milben, Insekten), die in irgendeiner Form die Gesundheit des Menschen gefährden können – beispielsweise als Parasiten oder Gifttiere, als Allergieauslöser oder als Träger von Viren, Bakterien, Einzellern und Würmern.

Würmer spielen bei der Betrachtung des Themenkreises „Klimawandel – Globalisierung – Infektionskrankheiten" eine bedeutende Rolle. Als Folge der globalen Erwärmung können sich auch solche Würmer in Mitteleuropa etablieren, die derzeit nur in den Subtropen und Tropen vorkommen. In Mitteleuropa heimische Tiere wie der Spulwurm und der Peitschenwurm profitieren ebenfalls: Sie entwickeln und verbreiten sich bei höheren Temperaturen schneller als bei niedrigen. Da hygienische Maßnahmen sehr wirksam sind und hervorragende Medikamente zur Verfügung stehen, sind diesbezüglich (derzeit) jedoch keine ernsthaften medizinischen Probleme zu erwarten.

Einschleppung und Wanderung von blutsaugenden **Krankheitsüberträgern** können nur schwer verhindert werden, und wenn, dann nur regional und zeitlich begrenzt. Gegen viele Erreger, die durch Insekten oder Milben übertragen werden, stehen heute weder Impfungen noch Medikamente zur Verfügung. Drei Gruppen von Überträgern sind für Mitteleuropa besonders bedeutsam: Zecken, Stechmücken und Sandmücken.

ZECKEN

In Mitteleuropa sind zwei Zeckenfamilien verbreitet: die Schildzecken (*Ixodidae*) und die Lederzecken (*Argasidae*) mit insgesamt über 40 Arten. Hinsichtlich der Übertragung von Krankheiten auf den Menschen spielen vor allem die Schildzecken eine Rolle. Unter den Schildzeckenarten kommt der Gemeine Holzbock am häufigsten vor. Er ist u. a. Überträger für das Virus der Frühsommer-Meningoenzephalitis (FSME), für mehrere Borreliose-Erreger, Rickettsien sowie für Babesien (dabei handelt es sich um mit dem Malariaerreger entfernt verwandte Einzeller).

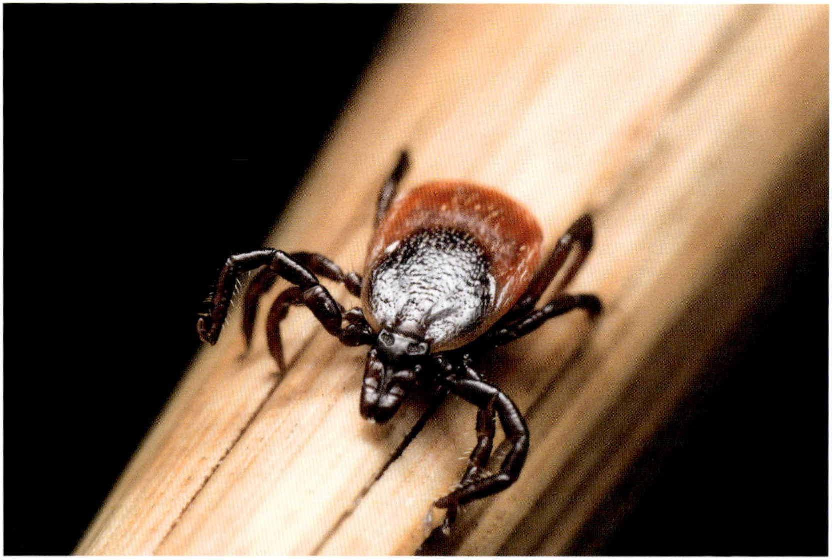

Abb. 27: Zecken könnten sich durch eine weitere Klimaerwärmung weiter nach Norden ausbreiten.

Aus mehreren Studien geht eine deutliche Ausbreitung des Gemeinen Holzbocks – und mit ihm der FSME – in den vergangenen Jahrzehnten in Europa hervor: Einerseits zeigt sich eine Ausbreitung in den Alpen bis in Höhen über 1.500 m, andererseits nach Norden, etwa nach Skandinavien.

Wenn man die Zahl der FSME-Erkrankungen der letzten 30 Jahre betrachtet, so zeigt sich, dass es tatsächlich in Deutschland und der Schweiz zu einem starken Anstieg kam. Hingegen nahm die Zahl der Erkrankungen in Österreich deutlich ab. Die Unterschiede sind durch die im Vergleich zu Österreich geringe Durchimpfungsrate gegen FSME in Deutschland und der Schweiz zu erklären. Der Gemeine Holzbock zeigt nur bei einer Luftfeuchtigkeit ab etwa 80 % Aktivität. Nimmt also die Trockenheit in gewissen Gebieten Mitteleuropas durch den Klimawandel zu, könnten diese Regionen zukünftig zeckenfrei sein.

Für Mitteleuropäer bringt das jedenfalls nicht unbedingt neue Probleme mit sich: Schließlich steht gegen FSME eine hochwirksame Impfung zur Verfügung, und auch Borreliosen sowie Babesiosen sind durch Medikamente gut behandelbar.

Neben dem Gemeinen Holzbock übertragen auch Zeckenarten, die vorwiegend im Mittelmeerraum verbreitet sind und die sich im Zuge einer Klimaerwärmung nach Norden ausbreiten können, Rickettsien. Diese sind mit Antibiotika gut behandelbar. Weiters sind Zecken potenzielle Überträger von Arboviren. Dieser Begriff fasst Viren zusammen, die von sogenannten Arthropoden übertragen werden. Darunter versteht man Gliederfüßer wie Insekten, Tausendfüßer, Krebs- und Spinnentiere. Unter den Arboviren ist besonders auf das Krim-Kongo-Virus (CCHFV) hinzuweisen, das in Südosteuropa vorkommt. Die Sterblichkeit beträgt bei einer Erkrankung bis zu 50 %, es gibt keinen Impfstoff und nur wenige Medikamente zur Behandlung.

STECHMÜCKEN

In Mitteleuropa sind knapp 50 Stechmückenarten *(Culicidae)* verbreitet, die fast durchwegs auch am Menschen Blut saugen. *Culicidae* sind aus medizinischer Sicht weltweit von herausragender Bedeutung als Überträger von Arboviren, Malariaerregern und verschiedenen Fadenwürmern. Auch in Mitteleuropa können Stechmücken als Überträger von Viren wirken. West-Nil- und Usutu-Virus zirkulieren vor allem in Vögeln. Die Viren werden durch Stechmücken übertragen, die an Vögeln saugen. Aber auch Säugetiere und Menschen können gestochen werden. Beim Menschen verläuft eine West-Nil-Virus-Infektion meist ohne Krankheitszeichen oder mit leichten grippeähnlichen Symptomen. Selten kann es dazu kommen, dass das Virus das Zentralnervensystem angreift. Das West-Nil-Virus erreichte Österreich im Jahr 2008. 2016 wurden in Österreich sieben Infektionen dokumentiert. Die Viren werden wahrscheinlich regelmäßig durch Zugvögel nach Mitteleuropa eingeschleppt und sind auch in der Lage, den Winter hier zu überdauern. Die globale Erwärmung dürfte dabei eine Rolle spielen.

Aber nicht nur durch Zugvögel, auch über andere Tiere können Viren nach Mitteleuropa gelangen – vor allem auch durch den Menschen und seine Tätigkeiten. So können infizierte Stechmücken über verschiedene Transportwege, z. B. mit dem Flugzeug, verbreitet werden, wie es in der Vergangenheit bereits mehrfach geschehen ist.

Auch das Gelbfieber- und das Dengue-Virus wurden in der Vergangenheit wiederholt nach Europa eingeschleppt: In Griechenland führte etwa das Dengue-Virus 1928 zu einer großen Epidemie mit zahlreichen Todesfällen. In den letzten Jahren traten Denguefieber-Fälle auf Madeira, in Kroatien und Südfrankreich auf. Es ist davon auszugehen, dass in den kommenden Jahrzehnten weitere tropische Viren in Mitteleuropa auftauchen werden und sich hier auch etablieren. Bereits jetzt wurden mehrere Stechmücken-Arten nach Mitteleuropa eingeschleppt – darunter auch die aus den ost- und südostasiatischen Tropen und Subtropen stammende Asiatische Tigermücke *Aedes (Stegomyia) albopictus*. Die Eiablage erfolgt am Rand kleiner Wasseransammlungen, etwa in Autoreifen, Dosen, Regentonnen, Pflanzenuntersetzern. Durch den Transport von Autoreifen, Glücksbambus in Wasser etc. kommt es leicht zu einer Verschleppung über Kontinente hinweg.

Mit den Mücken werden gefährliche Viren transportiert und auch ausgesprochen effizient übertragen. Ein eindrucksvolles Beispiel dafür stellt die Chikungunya-Epidemie in der Provinz Ravenna (Italien) im Jahr 2007 dar: Das Chikungunya-Virus wurde über einen Reisenden aus Indien eingeschleppt. In Italien wurde er von einer Asiatischen Tigermücke gestochen – diese war zu der Zeit in Italien bereits heimisch. Die Folge: Das Virus wurde verbreitet und innerhalb weniger Wochen kam es zu einer Epidemie, von der rund 200 Personen betroffen waren. Sie litten unter Fieber, Gelenksschmerzen und Hautausschlägen; ein alter Mann starb.

Infos zu Stechmücken in Österreich, Gelsen-Monitoring etc. finden Sie auf der Website der AGES (Österreichische Agentur für Gesundheit und Ernährungssicherheit GmbH): www.ages.at/themen/ages-schwerpunkte/vektoruebertragene-krankheiten

Die Gelbfiebermücke *(Aedes [Stegomyia] aegypti)* war in Südeuropa bis zur Mitte des 20. Jahrhunderts heimisch. Sie kann nicht nur Gelbfieber, sondern auch Chikungunya, Denguefieber und Zika übertragen. Es ist denkbar, dass sich die Gelbfiebermücke in Zukunft in Mitteleuropa etablieren wird.

Gegen Gelbfieber gibt es eine Impfung, ein Impfstoff gegen Denguefieber ist in mehreren Ländern zugelassen. Eine Überwachung (Monitoring) der Mückenpopulationen ist essenziell, um gezielt Maßnahmen gegen die Mücken (und Viren) ergreifen zu können.

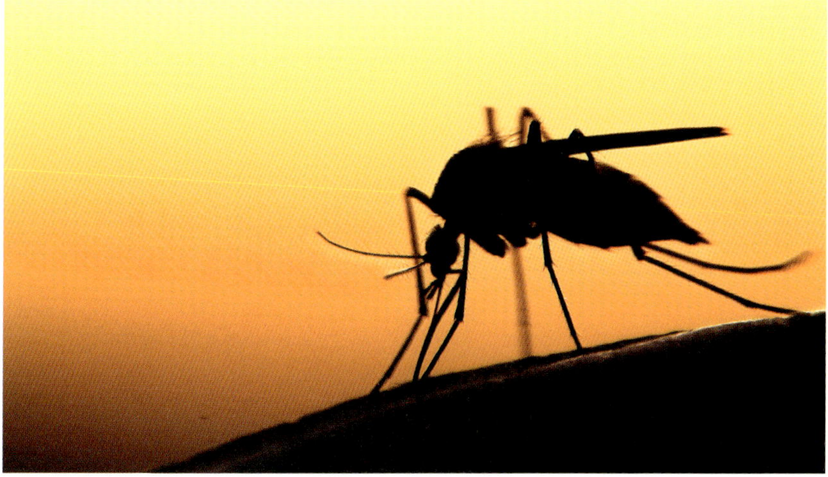

Abb. 28: Die Anopheles-Mücken, Überträger von Malaria, sind in Mitteleuropa bereits weit verbreitet – durchaus möglich, dass diese Erkrankung auch bei uns wieder ausbricht.

MALARIA IN MITTELEUROPA

Das Auftreten von Malaria als Folge der globalen Erwärmung war in den letzten Jahren verstärkt Thema öffentlicher Diskussionen. In Mitteleuropa war Malaria etwa bis zur Mitte des 20. Jahrhunderts verbreitet. Seither ist die Krankheit hier ausgerottet – das bedeutet aber nicht, dass sie nicht mehr auftreten wird.

Fernreisende importieren pro Jahr etwa 60 bis 90 Malaria-Erkrankungen nach Österreich. Malariaübertragungen finden nicht statt. Die Anopheles-Mücken, die als Überträger von Malaria fungieren, sind in Mitteleuropa allerdings weit verbreitet. Daher ist es durchaus vorstellbar, dass die Malaria bei uns wieder heimisch wird. Allerdings sind hierzulande wirksame Medikamente vorhanden, und jeder Erkrankte kann rasch behandelt werden. Auch die Zirkulation der Erreger kann so fast sofort unterbunden werden.

SANDMÜCKEN

In Europa sind derzeit mehr als 20 Sandmücken-Arten bekannt. Sie alle sind hauptsächlich im Mittelmeerraum verbreitet. *Phlebotomus mascittii* und *P. perniciosus* wurden jedoch ab 1999 mehrfach in Deutschland nachgewiesen (nördlichster Fund in Gießen), vereinzelt auch in Nordost-Frankreich und Belgien. 2009 erfolgte der erste Nachweis von *P. mascittii* in Österreich. Auch in Ungarn und der Slowakei wurde *P. mascittii* mittlerweile nachgewiesen. Experten nehmen an, dass die Sandmücken im Laufe der Warmphase vor etwa 6.500 Jahren aus dem Mittelmeerraum nach Mitteleuropa eingewandert sind. Hier gelang es ihnen vermutlich als kleine Populationen zu überdauern, und durch die Klimaerwärmung können sie sich heute wieder weiter ausbreiten. Sandmücken sind Überträger für eine Reihe von Krankheitserregern. Bedeutung für Mitteleuropa haben Leishmanien und Phleboviren.

Die **Leishmanien** befallen u. a. Wirbeltiere, damit also auch den Menschen. In Wirbeltieren besiedeln sie Immunzellen und zerstören diese letztlich. Weltweit sind etwa zwölf Millionen Menschen mit Leishmanien infiziert, es ereignen sich jährlich etwa 30.000 Todesfälle als Folge einer Leishmaniose. Insbesondere Personen mit Immundefekten sind gefährdet. Zu unterscheiden ist zwischen kutaner (kutan = zur Haut gehörend) und viszeraler Leishmaniose (viszeral = die Eingeweide/inneren Organe betreffend). Es können dabei jeweils unterschiedliche Leishmanien als Erreger fungieren. Bei der Übertragung sind Hunde ein zentraler Faktor. Insbesondere durch illegale Hundetransporte gelangten die im Mittelmeerraum bekanntlich seit vielen Jahrtausenden endemischen (nur in diesem Gebiet vorkommenden) Leishmanien aus dieser Region auch nach Mitteleuropa, und es wurde unabsichtlich ein bedeutendes Leishmanien-Reservoir geschaffen.

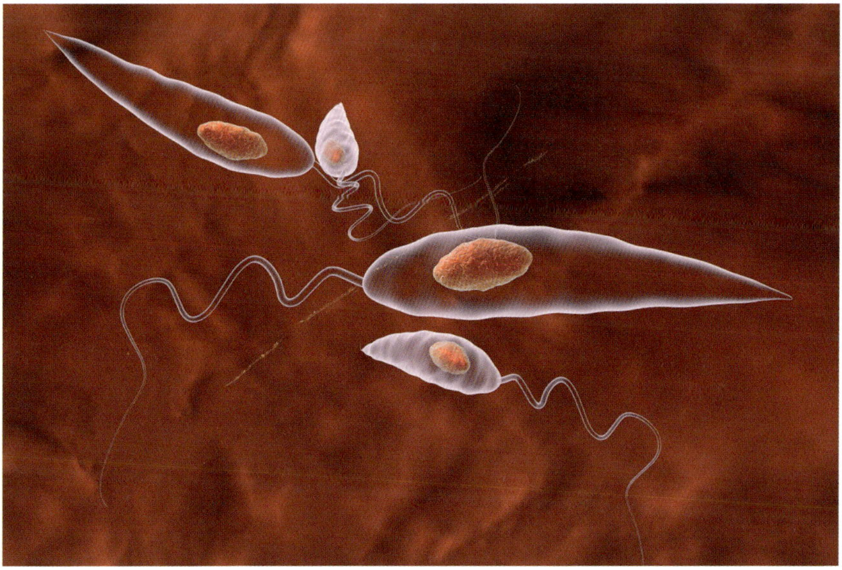

Abb. 29: Leishmanien besiedeln in Wirbeltieren Immunzellen und zerstören diese. Jährlich gibt es etwas 30.000 Todesfälle als Folge einer Leishmaniose – Tendenz steigend.

Die Infektion mit Leishmanien durch Sandmücken in Mitteleuropa ist möglich. Es wurden auch bereits einige Fälle in Deutschland und Österreich dokumentiert. Das Problem wird in Zukunft mit Sicherheit deutlich zunehmen. Der Klimawandel schafft gute Bedingungen für die Vermehrung der Mücken und die Eroberung größerer Gebiete.

Im Mittelmeerraum kommen mehrere Arten und Stämme von **Phleboviren** vor, die durch Sandmücken übertragen werden. 2010 wurden Infektionen mit dem Toskana-Virus dokumentiert, die in Südwestdeutschland ihren Ursprung hatten. Die Infektion verläuft beim Menschen häufig ohne Symptome, sie kann aber auch mit einer akuten Gehirnhautentzündung einhergehen. Da die Reiseaktivität allgemein zunimmt, werden auch Phleboviren hierzulande immer häufiger vorkommen. Die globale Klimaerwärmung wird die Etablierung dieser Viren in Mitteleuropa begünstigen.

WEITERE INFEKTIONEN

Bei höheren Temperaturen ist mit mehr Lebensmittelinfektionen zu rechnen. Auch Überschwemmungen (siehe auch Kap. 3) führen nicht selten zu einer Belastung des Trinkwassers mit Keimen.

INFEKTIONSKRANKHEITEN VON TIEREN

Infektionen wie Leishmanien, West-Nil-Fieber oder Dirofilariosen (Herz- und Hautwurmkrankheiten) können auch Haus- und Wildtiere betreffen. Zwei weitere Beispiele sind das Usutu-Virus und die Chytridiomykose.

Das von Stechmücken übertragene Usutu-Virus stammt aus Afrika. Es wurde vermutlich mit infizierten Vögeln nach Europa eingeschleppt oder über Zugvögel verbreitet. Das Virus war für das „Amselsterben“ im Spätsommer 2001 in Wien verantwortlich. Damals waren in Wien keine Amseln mehr zu sehen und zu hören. Wie man heute weiß, war für das Amselsterben derselbe Stamm des Usutu-Virus verantwortlich, der bereits 1996 zu einem Vogelsterben (v. a. Amseln) in der Toskana geführt hatte. Die ursprüngliche Annahme, dass das Virus mit Zugvögeln (man hatte Rauchschwalben im Verdacht) von Afrika direkt nach Wien kam, war also nicht richtig. In Deutschland wurde 2010, 2011 und 2016 ein Amselsterben durch das Usutu-Virus beobachtet. Infektionskrankheiten, die aus anderen Regionen eingeschleppt werden, haben oft dramatische Auswirkungen auf heimische Arten, weil deren Immunsysteme nicht an diese neuen Erreger angepasst sind. Wenn die Amseln dann immun sind, erholt sich der Bestand wieder.

Usutu-Virus-Epidemien dürften vor allem in warmen Sommern auftreten. Das Virus kann auch auf den Menschen übertragen werden, führt bei ihm aber in der Regel nur zu geringen Krankheitssymptomen.

Die Chytridiomykose ist eine Pilzinfektion, die als Ursache für das globale Amphibiensterben – beispielsweise von Fröschen – mitverantwortlich gemacht wird. Die Ausbreitung wird mit der Klimaerwärmung in Zusammenarbeit gebracht.

ZUSAMMENFASSUNG

Zu den vielfältigen Auswirkungen des Klimawandels auf die menschliche Gesundheit zählen Änderungen bei der Verbreitung von medizinisch relevanten Erregern. Es ist damit zu rechnen, dass das Risiko, an Infektionskrankheiten zu erkranken, in manchen Fällen steigt und in anderen Fällen unverändert bleibt oder sogar abnimmt. Letzteres dann, wenn es z. B. für Zecken zu trocken wird.

Neben dem Klimawandel begünstigen globale Vernetzung und internationaler Reiseverkehr die Ausbreitung von Krankheiten, die durch Mücken und Zecken übertragen werden. Der Transport von Haus- und Nutztieren, Pflanzen und Waren fördert den internationalen Austausch diverser Krankheitserreger und -überträger.

In den letzten Jahren war bei uns in den Medien viel von der Asiatischen Tigermücke die Rede. Die Mücken können etwa Dengue- und Chikungunya-Viren übertragen. Ein eindrucksvolles Beispiel dafür stellt die Chikungunya-Epidemie in der Provinz Ravenna im Jahr 2007 dar. Es wird prognostiziert, dass die Tigermücke in einigen Jahren auch in Österreich heimisch sein wird. Die Eiablage erfolgt (wie auch bei anderen Stechmücken) in kleinen Wasseransammlungen: etwa in Autoreifen, Dosen, Regentonnen, Pflanzenuntersetzern.

Das West-Nil-Virus wird ebenfalls durch Stechmücken (Gelsen) übertragen. Das West-Nil-Virus erreichte uns im Jahr 2008. 2016 wurden in Österreich sieben Infektionen dokumentiert. Die Viren werden wahrscheinlich regelmäßig durch Zugvögel nach Mitteleuropa eingeschleppt und sind auch in der Lage, den Winter hier zu überdauern. Die globale Erwärmung dürfte dabei eine Rolle spielen.

Die Gelbfiebermücke *(Aedes [Stegomyia] aegypti)* war in Südeuropa bis zur Mitte des 20. Jahrhunderts heimisch. Sie kann nicht nur Gelbfieber, sondern auch Chikungunya, Denguefieber und Zika übertragen. Es ist denkbar, dass sich die Gelbfiebermücke in Zukunft in Mitteleuropa etablieren wird.

Auch die Malaria könnte in Österreich wieder heimisch werden. Infektionen durch Sandmücken sind ebenfalls möglich, hier ist etwa die Leishmaniose anzuführen.

Insgesamt müssen wir jedenfalls davon ausgehen, mit für uns neuen Krankheiten konfrontiert zu werden, die bisher als Tropenerkrankungen galten. Weiters werden derzeit noch seltene Infektionskrankheiten häufiger werden. Für das Gesundheitssystem wird dies neue Herausforderungen mit sich bringen. Derzeit sind die Gesundheitsrisiken aber noch gering.

INGMAR HÖBARTH: „ARCHITEKTONISCHE MASSNAHMEN WIDER DIE HITZE RASCH UMSETZEN!"

Interview mit DI Ingmar Höbarth, Geschäftsführer Klima- und Energiefonds Österreich

Seit wann und warum beschäftigen Sie sich mit dem Thema Klimawandel?

Höbarth: Ich habe gemeinsam mit fünf Freunden im Oktober 1982 die Umweltschutzorganisationen GLOBAL 2000 und Greenpeace in Österreich gegründet. Klimawandel war bereits in den 1980er Jahren ein wichtiges Thema für uns, jedenfalls unter Experten und in der kritischen Öffentlichkeit. Ich habe meine erste Pressekonferenz zum Klimawandel mit einem Appell zur Energiewende und zum Ausstieg aus fossilen Energien 1987 gegeben. Damals war das Echo nicht gerade umwerfend, lediglich zwei Journalisten sind gekommen.

Welche Folgen sind für Sie im Bereich Gesundheit die bedeutendsten bzw. gravierendsten?

Höbarth: Am bedrohlichsten erscheint mir die Migration von Keimen, die mit der Temperaturverschiebung aus südlichen Ländern zu uns wandern werden. Die Gesellschaft muss hier rechtzeitig aufgeklärt werden und Gegenmaßnahmen müssen gesetzt werden.

Wo sehen Sie die wichtigsten Handlungsfelder im Bereich „Klimawandel und Gesundheit"?

Höbarth: Schon heute leiden vor allem ältere Menschen in Großstädten an der rasanten Zunahme von Hitzetagen, in besonders heißen Sommermonaten ist von Hitzetoten auszugehen. In diesem Bereich kann rasch und ohne großen Aufwand mit architektonischen und gestalterischen Maßnahmen Linderung erzielt werden. Etwa mit mehr Beschattungen, Grünanlagen oder Brunnen.

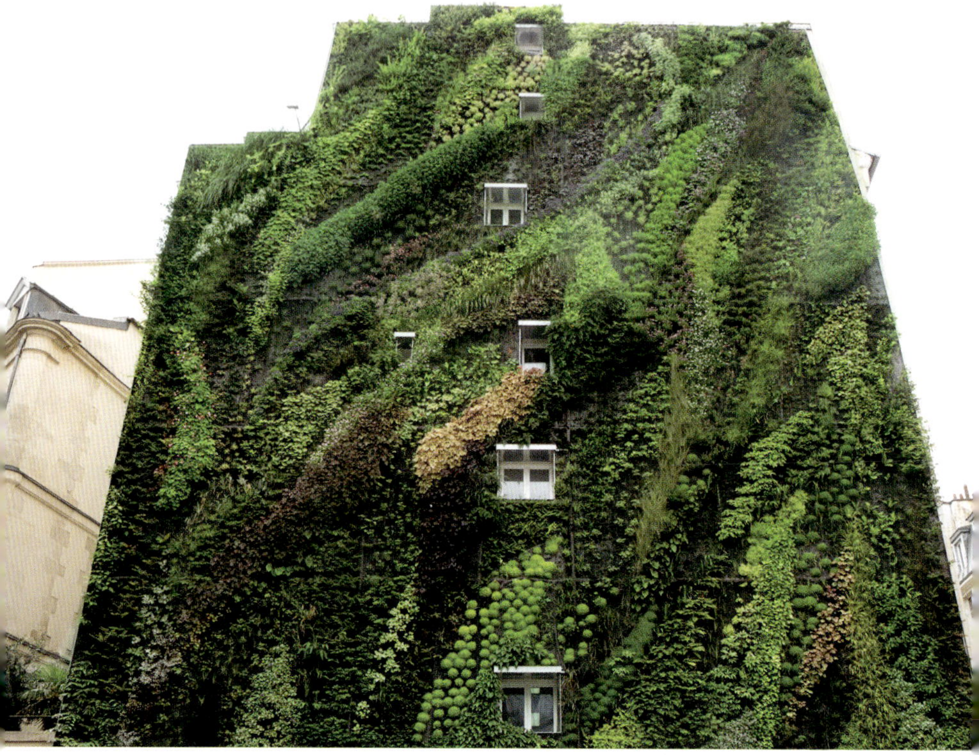

Abb. 30: Außenbegrünungen sorgen drinnen für Abkühlung.

ERNST MAURITZ: „DER KLIMAWANDEL FÖRDERT BEDINGUNGEN ZUR AUSBREITUNG TÖDLICHER SEUCHEN"

Interview mit Ernst Mauritz, „Kurier", stv. Ressortleiter Lebensart

Seit wann und warum beschäftigen Sie sich mit dem Thema Klimawandel?

Mauritz: Als Journalist habe ich mich erstmals Anfang der 1990er Jahre damit beschäftigt. Im Februar 1992 veröffentlichte die Akademie der Wissenschaften ihren profunden Bericht: „Bestandsaufnahme: Anthropogene Klimaänderungen: Mögliche Auswirkungen auf Österreich – Mögliche Maßnahmen in Österreich". Auftraggeber der Studie waren das Wissenschafts- und Umweltministerium. Schon damals waren die Aussagen unmissverständlich: Die Experten gingen damals für Österreich von einem Temperaturanstieg von zwei bis drei Grad Celsius im Mittel aus, einer Erhöhung der Niederschlagssumme im Winter um 10 bis 20 Prozent und einer Abnahme der Zahl der Tage mit Schneebedeckung um zehn bis 20 Tage in Lagen bis 2.500 Meter Höhe. Das heißt: Die wichtigsten Eckdaten – erhoben von den führenden Wissenschaftern Österreichs aus den Bereichen Klima, Umwelt, Energie – waren bereits vor mehr als einem Vierteljahrhundert klar.

Welche Folgen sind für Sie im Bereich Gesundheit die bedeutendsten bzw. gravierendsten?

Mauritz: Spricht man ganz allgemein über das Thema, hört man oft die Aussage, „Der Klimawandel wird zur Ausbreitung gefährlicher Krankheitserreger führen". In den Industrieländern dominiert die diffuse Angst vor tropischen Erkrankungen wie Malaria und die Gelse wird zum Schreckenstier hochstilisiert. Doch es gibt noch ganz andere, im Bewusstsein weit weniger stark verankerte Gefahren für die Gesundheit: Hitzewellen werden zu mehr Todesopfern durch Herz-Kreislauf- oder Atemwegserkrankungen führen. Mehr Tropentage mit intensiver Sonnenstrahlung könnten die Zahl der Hautkrebsfälle ansteigen lassen. Allergieauslösende Pflanzen können sich bei höheren Durchschnittstemperaturen besser ausbreiten.

Noch gravierender könnten aber die Effekte für die Länder des Südens sein: Sollte dort der Klimawandel z. B. die Ausbreitung von Malaria begünstigen, werden mehr Menschen von ernsthaften Folgen betroffen sein. Gehen die Niederschläge zurück, kann sauberes Trinkwasser knapp werden. Das aber erhöht, besonders bei Kindern, das Risiko für schwere Durchfallerkrankungen – oftmals mit tödlichen Folgen. Aber auch die erwartete weitere Zunahme von Starkregen-Ereignissen kann die Ausbreitung von Epidemien begünstigen. Der Klimawandel kann also Bedingungen fördern, die zur Ausbreitung tödlicher Seuchen führen können.

Wo sehen Sie die wichtigsten Handlungsfelder im Bereich „Klimawandel und Gesundheit"?

Mauritz: In der Umsetzung des Pariser Klimaabkommens: Begrenzung der globalen Erwärmung auf deutlich unter 2°C, möglichst 1,5°C im Vergleich zu vorindustriellen Temperaturniveaus. Um dies zu erreichen, muss eine Wirtschaft ohne die Nutzung von Kohle, Gas und Öl – die sogenannte „Dekarbonisierung" – bis 2050 das zentrale Vorhaben sein, forderten erst kürzlich wieder große Umweltorganisationen wie Global 2000, Greenpeace und WWF. Übrigens unterstützt von immerhin 190 Firmen. Ziel muss die Senkung des Energieverbrauchs bis 2030 um 30 % und bis 2050 um 50 % (im Vergleich zu 2005) sein. Die Treibhausgase müssten dabei bis 2030 um 50 % und bis 2050 um mindestens 90 % Prozent (im Vergleich zu 1990) sinken. Das aber bedeutet, dass bis 2050 praktisch 100 % der Energieversorgung durch erneuerbare Energien stattfinden muss. Dafür muss fossile Energie schrittweise verteuert werden – und die Einnahmen müssen in den Ausbau erneuerbarer Energieversorgungssysteme investiert werden.

5. KLIMAWANDEL, AUSSEN- UND INNENLUFT-VERUNREINIGUNGEN

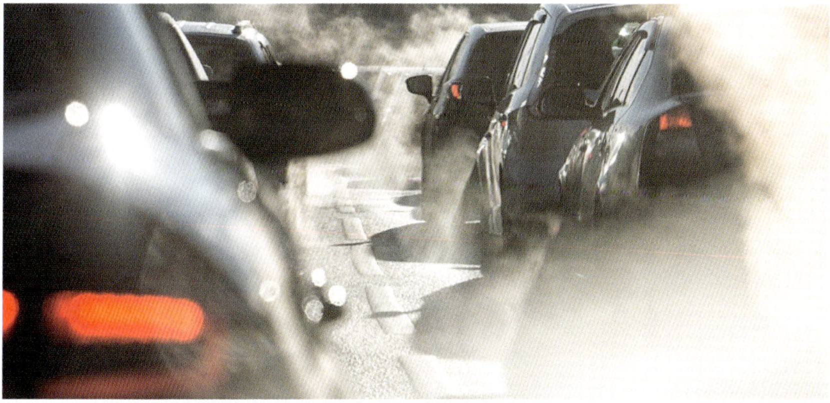

Abb. 31: Primäre Verunreinigungen entstehen beim Verbrennen von Holz, Öl, Kohle, Benzin oder Diesel.

Dieses Kapitel gibt zunächst einen Überblick über die wichtigsten Luftschadstoffe, ihre Entstehung und die Belastungstrends. Auch auf die gesundheitlichen Effekte wird kurz eingegangen. Weiters werden die Zusammenhänge zwischen Klimawandel und Luftschadstoffen beschrieben.

Anschließend werden die Auswirkungen des Klimawandels auf Pollenbelastung, Schimmelpilze und Milben geschildert.

EINLEITUNG

Bei Luftschadstoffen unterscheidet man zwischen primären und sekundären Verunreinigungen. Zur ersten Gruppe gehören die Schadstoffe, die beim Verbrennen von Holz, Öl, Kohle, Benzin oder Diesel entstehen: Staubpartikel, Stickstoffoxide etc.

Als noch Kohle und schweres Heizöl in großem Ausmaß verbrannt wurden, führte das zu hohen Schwefeldioxid-Konzentrationen. Beide Substanzen enthalten nämlich Schwefel, aus dem bei Verbrennung Schwefeldioxid entsteht, das sich im Wasser löst und dabei schweflige Säure und Schwefelsäure bildet. Schwefeldioxid war somit für den „Sauren Regen" hauptverantwortlich, der zu Wald- und Fischsterben führte und in den 1970er und frühen 1980er Jahren für heftige Diskussionen sorgte. Er löste schließlich ein Umdenken in Sachen Umweltschutz und Luftreinhaltung aus. Heute sind die Schwefeldioxid-Konzentrationen bei uns sehr niedrig und stellen kein Gesundheitsproblem mehr dar.

Auf Stickstoffdioxid hingegen trifft dies nicht zu. Gerade in Straßennähe (Emissionen von Dieselfahrzeugen!) ist die Stickstoffdioxid-Konzentration in den letzten Jahren kaum zurückgegangen. Die Belastung mit Gesamtstaub hat abgenommen; die Konzentration der feineren Staubteilchen aber stagniert in den letzten Jahren und ist weiterhin zu hoch.

Die sekundären Luftschadstoffe entstehen durch (photo-)chemische Reaktionen in der Atmosphäre. Zu dieser Schadstoffgruppe zählt Ozon. Es entsteht untertags unter Einfluss von Sonnenstrahlung, und zwar aus Stickoxiden und Sauerstoff unter Beteiligung von flüchtigen organischen Verbindungen. In der Nacht zerfällt es besonders in stärker verschmutzter Luft wieder. Doch nicht nur Ozon, sondern z. B. auch verschiedene feine Partikel entstehen durch chemische Reaktionen.

Sind Schadstoffe erst einmal freigesetzt, unterliegen sie komplexen Einflüssen innerhalb der Atmosphäre, die wiederum stark von der jeweiligen Witterung abhängen. Die Luftströmungen bestimmen, wie Schadstoffe transportiert, verteilt und verdünnt werden. Dabei spielen Winde mit unterschiedlicher Stärke und Richtung und die lokale thermische Zirkulation eine Rolle. Luftschadstoffe können über große Entfernungen transportiert werden.

In den Becken und Tälern der Alpen werden besonders bei winterlichen Inversionswetterlagen die Luftmassen kaum ausgetauscht. Zu einer solchen Inversionswetterlage kommt es, wenn die oberen Luftschichten wärmer sind als die unteren. Durch den blockierten Luftaustausch reichern sich Abgase von Autos, Heizungen und Fabriken in unserer Atemluft an. Die österreichischen Hotspots sind die Becken in Kärnten und in der Steiermark.

Winterliche Inversionswetterlagen und sommerliche Schönwettertage beeinflussen also die Schadstoffkonzentrationen: Im Winter sind die Feinstaubwerte erhöht, im Sommer die Ozonwerte. Es ist somit die aktuelle Wetterlage, die kurzfristige Belastungsspitzen bedingt. Wenn dann z. B. zu Silvester zur Inversion noch die Feuerwerke hinzukommen, misst man sehr hohe Feinstaubkonzentrationen.

Zur generellen Verbesserung der Luftqualität sind langfristige Maßnahmen auf allen Ebenen notwendig. Es darf nicht sein, dass gegen manche Schadstoffquellen praktisch nichts unternommen wird, weil die entsprechenden Lobbys so mächtig sind.

Die schrecklichen Smog-Episoden Mitte des 20. Jahrhunderts zeigten, dass Luftverschmutzung die Menschen krank macht und auch die Zahl der Sterbefälle erhöht. Man geht heute davon aus, dass „The Great Smog of London" im Dezember 1952 innerhalb weniger Tage 12.000 Menschenleben kostete.

Mittlerweile hat sich herausgestellt, dass selbst noch bei relativ niedrigen Belastungen ein linearer Zusammenhang zwischen Schadstoffbelastung und Erkrankungsrisiko besteht. Das heißt: Sogar bei relativ geringer Luftverschmutzung kann es vor allem zu Erkrankungen der Atemwege (z. B. Bronchitis) und des Herz-Kreislauf-Systems kommen.

LUFTSCHADSTOFFE UND KLIMAWANDEL

Klima(wandel) und Luftschadstoffe hängen in vielerlei Weise zusammen: Viele Treibhausgase und Luftschadstoffe haben nämlich eine gemeinsame Quelle, die Verbrennung fossiler Brennstoffe. Klimaschutzmaßnahmen wirken sich daher oft auch positiv auf die Gesundheit aus. Manche Luftschadstoffe wie Ruß und Ozon heizen selbst das Klima auf und das Treibhausgas Methan beschleunigt die Ozonbildung.

Die Schadstoffbelastung wird sich durch den Klimawandel ändern. Besonders ausführlich untersucht ist das für Ozon: Für den Alpenraum rechnen Experten bis Mitte dieses Jahrhunderts mit einem leichten Anstieg der mittleren Ozonbelastung. Dieses Ergebnis gilt unter der Annahme, dass die Vorläufersubstanzen von Ozon in unveränderter Weise produziert werden. Ab 2050 wird es aber voraussichtlich mehr sommerliche Regenperioden in den Alpen geben als heute, daher geht man davon aus, dass die Ozon-Durchschnittsbelastung leicht zurückgeht.

Ozon wird in der Troposphäre während der Oxidation von Methan und Kohlenstoffmonoxid photochemisch gebildet. Stickoxide wirken dabei als Katalysator.

Wie hoch die Ozonspitzen sein werden, ist sehr unsicher. Eine europäische Arbeitsgruppe – unter Mitarbeit auch der Medizinischen Universität Wien – hat 2010 für Österreich jedenfalls abgeschätzt, dass die Zahl der ozonbedingten Atemwegserkrankungen aufgrund des Klimawandels steigen wird: So soll es um das Jahr 2050 um etwa 20 jährliche Todesfälle und 50 Krankenhausaufnahmen mehr geben als heute.

Im Prinzip kann man sich vor Ozon auf einfache Weise schützen: Da die höchsten Ozonwerte am frühen Nachmittag gemessen werden, sollte man zu dieser Tageszeit anstrengende Tätigkeiten im Freien vermeiden.

ANDERE LUFTVERUNREINIGUNGEN

Neben den bisher besprochenen Luftschadstoffen beeinflusst der Klimawandel auch andere Stoffe in der Luft, z. B. Pflanzenpollen. Steigt die Konzentration an Kohlenstoffdioxid in der Luft und wird das Klima wärmer, wachsen die Pflanzen rascher. Sie produzieren ihre Pollen auch früher als üblich, oft in größerer Menge und mit höherem Allergengehalt. Die Zunahme der Pollen ist in der Stadt stärker ausgeprägt.

Im Rahmen von Gewittern können Pollen aufbrechen und sehr kleine allergene Teilchen freisetzen, die in der Lage sind, tief in die Atemwege einzudringen. Dies führt zu massiven Asthmaanfällen, wie sich etwa im November 2016 in Melbourne zeigte. Tausende Menschen litten unter starker Atemnot, sechs Personen starben. Es ist davon auszugehen, dass Gewitter (und andere Extremwetterereignisse) in Zukunft zunehmen werden (siehe Kap. 3).

Zu den weiteren Profiteuren des Klimawandels zählen auch einige Prozessionsspinner-Arten. Dazu gehören u. a. der Pinien-Prozessionsspinner, der sich vom Mittelmeerraum nach Norden ausbreitet, und der Eichen-Prozessionsspinner in Westeuropa. Auch dieser konnte in den letzten Jahren sein Areal ausdehnen. Infektionsgefahren gehen von den Prozessionsspinnern nicht aus; jedoch rufen die Gifthaare der Prozessionsspinner starken Juckreiz, Haut- und Augenentzündungen, Quaddeln und Asthmaanfälle hervor.

Mit dem Klimawandel siedeln sich auch fremde Pflanzenarten an, die teilweise sehr heftige allergische Reaktionen auslösen können. Die Ambrosie (Ragweed, Traubenkraut) gehört zu diesen Arten. Noch dazu gibt die Ambrosie ihre Pollen im Herbst ab, was die Saison für Allergiker deutlich verlängert.

Neben den Pollen ist in diesem Zusammenhang auch Schimmel ein Thema. Man nimmt an, dass der Klimawandel das Wachstum und die Allergenität von

Schimmelpilzen fördert. Weiters ist zu bedenken, dass es durch den Klimawandel zu häufigerem Starkregen kommen kann. Das wiederum erhöht die Gefahr von Überschwemmungen und Wasserschäden an Gebäuden und damit auch von Schimmelbefall im Innenraum.

Die Hausstaubmilbe wird durch die Klimaerwärmung auch in höheren Lagen heimisch werden. Muss in Zukunft weniger geheizt werden, bleibt die Luft in den Innenräumen feuchter. Dadurch findet die Staubmilbe bessere Lebensbedingungen vor, was das Allergie- und Asthmarisiko erhöht.

RAGWEED, EIN GEFÄHRLICHER PROFITEUR DES KLIMAWANDELS

Die Beifuß-Ambrosie (*Ambrosia artemisiifolia*, Ragweed) ist eine einjährige Pflanze, die bevorzugt offene und trocken-warme Standorte besiedelt, aber auch mit kühleren Bedingungen in Höhen über 1.000 m zurechtkommt. Sie wurde in der zweiten Hälfte des 19. Jahrhunderts mit verunreinigtem Saatgut und Getreideimporten von Nordamerika nach Europa eingeschleppt. Nach dem Zweiten Weltkrieg hat sich Ragweed mit Hilfslieferungen, landwirtschaftlichen Maschinen und Produkten rasch ausgebreitet. Bis 1950 besiedelte die Ambrosie überwiegend Standorte entlang von Bahnstrecken. Heute findet man sie auch auf Brachflächen, Baustellen, Äckern, am Straßenrand, in Kiesgruben und an den Stellen in Gärten, wo Vögel gefüttert werden (verunreinigtes Vogelfutter). Mit dem prognostizierten Temperaturanstieg wird sie sich weiter ausbreiten. Bauern fürchten die Pflanze als hartnäckiges Unkraut. Besonders in Sonnenblumen-, Soja- und Maiskulturen verursachen die Pflanzen Ertragseinbußen.

Die windbestäubte Pflanze blüht spät von August bis Oktober und kann dabei eine Milliarde Pollen freisetzen, die hoch allergen sind. Bereits sechs Pollen pro Kubikmeter Luft verursachen Heuschnupfen, Bindehautentzündung oder gar Asthma. In Europa wird die Zahl der sensibilisierten Personen auf 10 bis 20 % der Bevölkerung geschätzt, in Ungarn reagieren bereits 80 % der Allergiker auf Ambrosia-Pollen. Die Pollenbelastung in Europa hat zugenommen, besonders in Südost-Europa und in Südfrankreich. Schätzungen besagen, dass im Jahr 2050 rund 77 Millionen Europäer gegenüber Ragweed sensibilisiert sein werden. Dementsprechend wichtig ist es, dass die Bevölkerung die Pflanze erkennt und sie bekämpft.

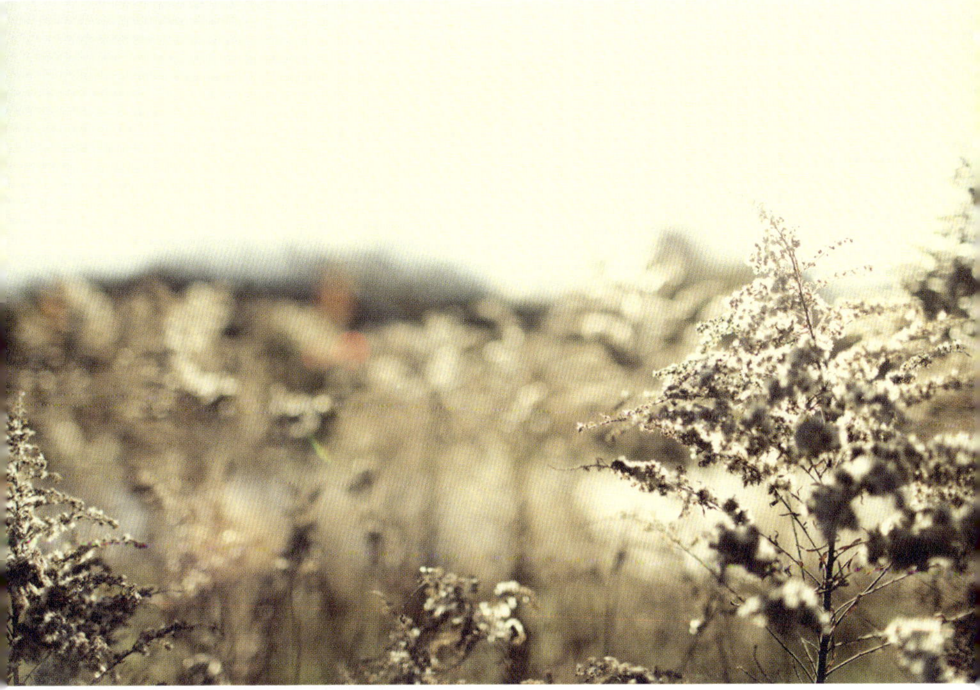

Abb. 32: Die Ragweed-Belastung wird durch den Klimawandel angekurbelt.

ZUSAMMENFASSUNG

Klima(wandel) und Luftschadstoffe hängen in vielerlei Weise zusammen: Viele Treibhausgase und Luftschadstoffe haben eine gemeinsame Quelle: die Verbrennung fossiler Brennstoffe. Klimaschutzmaßnahmen wirken sich daher oft auch positiv auf die Gesundheit der Bevölkerung aus. Manche Luftschadstoffe wie Ruß und Ozon heizen selbst das Klima auf und das Treibhausgas Methan beschleunigt die Ozonbildung.

Die Schadstoffbelastung wird sich durch den Klimawandel ändern. Besonders ausführlich untersucht ist das für Ozon: Für den Alpenraum rechnen Experten bis Mitte dieses Jahrhunderts mit einem leichten Anstieg der mittleren Ozonbelastung. Dieses Ergebnis gilt unter der Annahme, dass die Ozon-Vorläufersubstanzen in unveränderter Weise produziert werden. Ab 2050 wird es aber voraussichtlich mehr sommerliche Regenperioden in den Alpen geben als heute, daher geht man davon aus, dass die Ozon-Durchschnittsbelastung leicht zurückgeht.

Der Klimawandel beeinflusst aber auch andere Stoffe in der Luft, z. B. Pflanzenpollen. Steigt die CO_2-Konzentration in der Luft und wird das Klima wärmer, wachsen die Pflanzen rascher. Sie produzieren ihre Pollen auch früher als üblich, oft in größerer Menge und mit höherem Allergengehalt.

Mit dem Klimawandel siedeln sich auch gebietsfremde Pflanzenarten (Aliens) an, die teilweise sehr heftige allergische Reaktionen auslösen können. Die ursprünglich aus Nordamerika stammende Ambrosie (Ragweed, Traubenkraut) gehört zu diesen Arten. Ragweed ist eine sich rasch ausbreitende Pflanze. Sie produziert pro Saison eine Milliarde Pollenkörner. Bereits ein paar Pollen pro Kubikmeter Luft reichen aus, um Beschwerden auszulösen.

RAINER SCHULTHEIS: „NOCH BEGEGNET DIE NATUR DEM KLIMAWANDEL MIT GROSSEM WIDERSTAND“

Interview mit Mag. Rainer Schultheis, Meteorologe und Redakteur im Ressort Wetter der ORF Radio-Information

Seit wann und warum beschäftigen Sie sich mit dem Thema Klimawandel?

Schultheis: Der erste UNO-Klimabericht im Jahr 1990 fiel mit meinem Studium der Meteorologie zusammen. Seitdem war das Interesse an einem verständnisorientierten Zugang zu „postnormalen“ Wissenschaften wie der Klimafolgenforschung geweckt.

Welche Folgen sind für Sie im Bereich Gesundheit die bedeutendsten bzw. gravierendsten?

Schultheis: Es sind alle Bereiche des Klimawandels, die im Zusammenhang mit mangelnder Anpassungsfähigkeit stehen. Die Natur begegnet dem Klimawandel derzeit (noch) mit einer soliden Widerstandsfähigkeit. Deutlich geringer resilient ist die Spezies Mensch. Heutzutage ist die Bereitschaft, Komfortzonen zu verlassen, in der Wohlstandsgesellschaft sehr gering geworden. Warum auch? Wenn z. B. mobile Klimaanlagen in Form von Autos eine Möglichkeit sind, um an einem hitzedurchtränkten Sommertag ganz cool von A nach B zu kommen, entfernt sich das Individuum immer mehr von der Fähigkeit, Wetter und Klimareize abzufedern. Medizin-meteorologisch bedeutet das: Immer mehr Menschen werden im Zuge des Klimawandels wetterfühlig oder wetterempfindlich. Die gesundheitlichen Störungen im Zusammenhang mit Wetterumschwüngen und Wetterreizen werden größer.

Wo sehen Sie die wichtigsten Handlungsfelder im Bereich „Klimawandel und Gesundheit“?

Schultheis: Überregionale Gesetzgebungen entwickeln, die es möglich machen, sich besser dem Klima anzupassen. Vor Jahrzehnten hat das Ozongesetz in Österreich Maßstäbe gesetzt. Es hat zumindest bei der Bekämpfung des Reizgases Ozon einiges bewirkt. Ähnliches wird notwendig, wenn es um aktuelle und zukünftige Luftschadstoffe geht. Bei schlechter Luft in Form von erhöhten Schadstoffen wie Feinstaub PM_{10} und Feinststaub $PM_{2.5}$ muss durch ähnliche bundesweite (oder gar europäische) Maßnahmen die Bevölkerung informiert und auch geschützt werden. Gerade, weil Österreich ein europäischer Hotspot in der Feinstaubbelastung ist (z. B. Grazer Becken), besteht diesbezüglich Handlungsbedarf.

6. SCHUTZ DES KLIMAS UND ANPASSUNG AN DEN KLIMAWANDEL

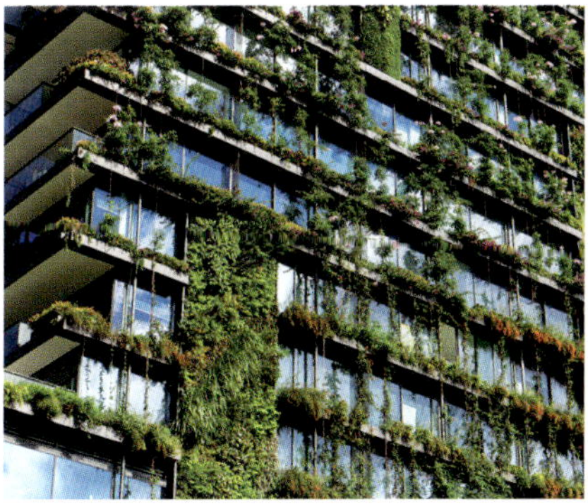
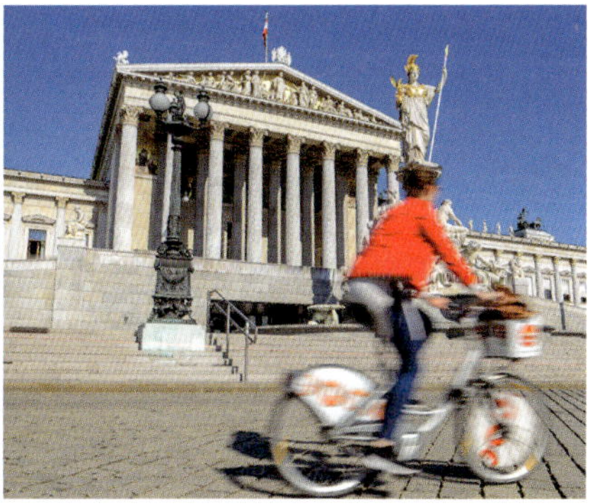

Abb. 33 und 34: Klimaschutz durch mehr Grün in der Stadt und gesteigerte Mobilität aus eigener Kraft, etwa mit Radfahren.

Von Klimaschutz ist seit längerer Zeit viel die Rede. Die Erfolge dabei sind freilich eher gering. Eine starke Reduktion von Treibhausgasen ist aber notwendig, damit das Klima nicht „kippt“. Dieses Kapitel gibt einen Überblick über die Treibhausgasemissionen in Österreich sowie die nationalen und internationalen Klimaschutzziele.

Da der Klimawandel aber bereits im Gange ist, muss sich die Gesellschaft zusätzlich auch an diesen anpassen.

EINLEITUNG

Wissenschaftlich besteht kein Zweifel: Der Klimawandel findet statt – und er ist vom Menschen herbeigeführt. Alles, was wir bis jetzt erlebt und beobachtet haben, ist jedoch nur der Anfang. Der Klimawandel und seine Effekte werden sich in Zukunft verstärken. Bei einem weiteren ungebremsten Anstieg der Treibhausgasemissionen erhöht sich das Risiko massiver Veränderungen auf unserer Erde drastisch.

Seit Jahrzehnten wird auf politischer Ebene – sowohl national als auch international – diskutiert, wie sich dem Klimawandel entgegenwirken lässt. Trotz international verhandelter Ziele wie dem Kyoto-Protokoll sind die globalen Treibhausgasemissionen in der Vergangenheit weiter ziemlich ungebremst gestiegen. Auch Österreich schaffte es nicht, das Kyoto-Ziel zu erreichen.

Um effektive Maßnahmen gegen den Klimawandel zu ergreifen, muss eine grundlegende Tatsache berücksichtigt werden: Das Weltklima ist träge, d. h. es reagiert mit starker zeitlicher Verzögerung auf Treibhausgasemissionen. Selbst wenn wir jetzt mit aller Kraft daran arbeiten, Treibhausgase zu vermeiden (was ja nicht der Fall ist), können wir auf den Klimawandel der kommenden 20 bis 30 Jahre jedoch keinen Einfluss mehr nehmen. Dieser ist bereits durch die Emissionen der vergangenen Jahrzehnte vorbestimmt. Wir müssen daher davon ausgehen, dass in den nächsten Jahrzehnten immer mehr Folgen des Klimawandels auf uns zukommen – und zwar unabhängig von aktuellen und zukünftigen Klimaschutzmaßnahmen. Um mit dem Klimawandel wirksam umzugehen, sind daher Anstrengungen auf zwei Ebenen notwendig: **Anstrengungen zum Klimaschutz** und **Anpassung an den Klimawandel**.

Durch effektive Maßnahmen muss der Trend der zunehmenden Treibhausgasemissionen umgekehrt werden, denn Klimaveränderungen können die Lebensbedingungen der Menschheit gravierend verschlechtern. Eine Entschärfung der Auswirkungen des Klimawandels kann etwa durch Maßnahmen wie geringeren Energieverbrauch, Energieeffizienz und verstärkten Konsum pflanzlicher (statt tierischer) Produkte gelingen. Zentral ist es dabei, die Überschreitung sogenannter Kipp-Punkte zu vermeiden. Denn ist einer dieser Punkte erst einmal überschritten, lässt sich die Dynamik nicht mehr rückgängig machen. Das Klima wird danach nie mehr so sein wie zuvor; selbst wenn die Ursache, die das Kippen herbeigeführt hat, längst nicht mehr vorhanden ist.

Klimaveränderungen gefährden bekanntlich Menschen, Ökosysteme und Wirtschaft. Mit entsprechenden Maßnahmen (siehe dazu etwa „Anpassung an den Klimawandel" auf Seite 106 sowie www.klimawandelanpassung.at) sollen diese Schäden begrenzt werden.

KLIMASCHUTZ

Damit es gelingt, das Klima zu schützen, müssen die Treibhausgasemissionen, insbesondere der CO_2-Ausstoß, weltweit reduziert werden. Um das erfolgreich umzusetzen, sind entschiedene Schritte notwendig.

WER VERURSACHT WIE VIELE TREIBHAUSGASEMISSIONEN?

Maßgeblich verantwortlich für den durch den Menschen verursachten Klimawandel sind die Verbrennung fossiler Brennstoffe wie Kohle, Erdöl, Erdgas und die daraus resultierenden Treibhausgasemissionen; Landnutzungsänderungen (z. B. Abholzung, Versiegelung) und industrielle Emissionen (z. B. Zement-, Kalk- und Stahlerzeugung). Die Verbrennung fossiler Energieträger hat sich in den letzten 50 Jahren mehr als verdreifacht und stellt die bedeutendste Ursache dar.

Die anthropogenen CO_2-Emissionen betrugen im Jahr 2011 gesamt etwa 10,4 Gigatonnen Kohlenstoff pro Jahr, ca. 9,5 Gigatonnen pro Jahr entfielen dabei auf die Verbrennung fossiler Brennstoffe und Zementproduktion etc., etwa 0,9 Gigatonnen pro Jahr auf Landnutzungsänderungen.

Im europäischen Vergleich der Treibhausgasemissionen pro Kopf lag Österreich 2013 mit 9,4 t CO_2-Äquivalent über dem EU-Durchschnitt, der in den EU-28

Staaten bei durchschnittlich 8,9 t CO_2-Äquivalent/Kopf lag (siehe Abb. 35). Seit 1990 haben die Emissionen pro Kopf in Österreich um 8,5 % abgenommen. Im Vergleich der Emissionen pro Kopf basierend auf der Wirtschaftsleistung (Kaufkraftstandard, Abb. 35) verzeichnete Österreich den fünftniedrigsten Wert unter den EU-28 Staaten, die höchsten Emissionsraten wiesen 2013 Bulgarien, Estland und Polen auf.

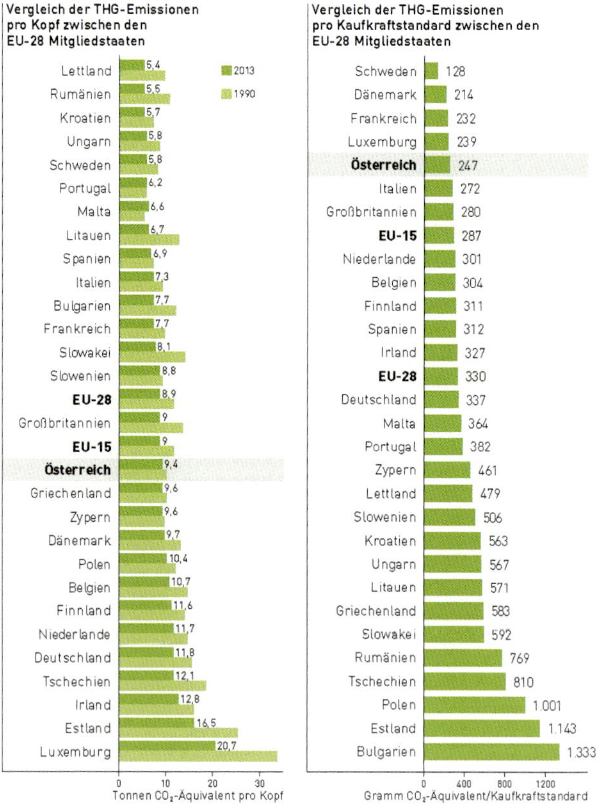

Abb. 35: Vergleich der Treibhausgasemissionen (THG-Emissionen) 2013 pro Kopf und pro Kaufkraftstandard zwischen den EU-28 Staaten (Quelle: Umweltbundesamt 2016)

KLIMASCHUTZ INTERNATIONAL UND NATIONAL

Im Zuge der Klimakonvention der Vereinten Nationen werden in internationalen Verhandlungen immer wieder Vereinbarungen getroffen, welche die Treibhausgasemissionen begrenzen sollen. 2015 fand die 21. UN-Klimakonferenz in Paris statt (COP 21), bei der sich erstmals 195 Länder auf ein globales, rechtsverbindliches Klimaschutzübereinkommen geeinigt haben. Mit dem **Pariser Abkommen** wurde eine Einigung zu einem neuen Weltklimavertrag erreicht, durch den wesentliche Klimaschutzziele und Maßnahmen zur Emissionsminderung, die auf das 1997 beschlossene Kyoto-Protokoll folgen, festgelegt werden. Hauptziel des Abkommens ist es, die globale Erderwärmung auf unter 2°C gegenüber vorindustriellen Werten zu begrenzen. Eine Begrenzung auf 1,5°C soll angestrebt und Maßnahmen sollen umgesetzt werden, um die negativen Folgen des Klimawandels abzumildern. Das Abkommen wurde auch von Österreich ratifiziert und trat im November 2016 in Kraft. Die im Abkommen enthaltenen Maßnahmen und die Vorgaben der EU reichen jedoch noch nicht aus, um das 2°C-Ziel zu erreichen. Zusätzliche Anstrengungen und Weiterentwicklungen der Ziele und Maßnahmen sind daher – auch für Österreich – dringend notwendig, um entsprechende Emissionsreduktionen und einen weitgehenden Ausstieg aus fossilen Energien bis 2050 zu schaffen.

Wesentlich für den Umsetzungsprozess in Österreich ist das Bekenntnis zu einer ambitionierten **nationalen Klima- und Energiestrategie** mit klaren, zukunftsfähigen Zielen zur Erreichung der Emissionsreduktionen. Die Klima- und Energiestrategie ist derzeit in Ausarbeitung; es gilt hier möglichst rasch zu Ergebnissen zu kommen, um wirksame Schritte zur Abmilderung des Klimawandels und seiner Folgen in den relevanten Sektoren zu setzen.

Das EU-Klimapaket, zu dem sich auch Österreich verpflichtet hat, sieht die Formel 20-20-20 vor, die für 2020 drei Ziele setzt:

- Eine Reduktion der Treibhausgase um 20 % gegenüber dem Jahr 1990,
- mindestens 20 % des Energieverbrauchs sollen durch erneuerbare Energien gedeckt werden und
- die Energieeffizienz um 20 % erhöht werden.

Die Klima- und Energiepolitik der EU bis 2030 sieht die Reduktion der Treibhausgasemissionen um mindestens 40 % im Vergleich zum Jahr 1990 vor sowie die Erhöhung des Anteils erneuerbarer Energiequellen auf mindestens 27 % und die Steigerung der Energieeffizienz um mindestens 27 %. Diese Vorgaben sind jedoch für die Erfüllung des im Rahmen des Pariser Abkommens beschlossenen 2°C-Ziels nicht ausreichend und erfordern eine Anpassung.

Um die Ziele des EU-Klimapaketes 2020 zu erreichen, wurden basierend auf der europäischen Entscheidung über die Verteilung von Anstrengungen (Effort Sharing Decision) für Sektoren außerhalb des Emissionshandels (z. B. Verkehr, Gebäude, Landwirtschaft) Höchstwerte für nationale Emissionen vorgegeben. Dabei werden die Anstrengungen zur Erreichung der Ziele unter den Mitgliedsstaaten unterschiedlich aufgeteilt. Für Österreich ist eine Minderung der Emissionen um 16 % gegenüber 2005 vorgesehen.

Im österreichischen Klimaschutzgesetz werden Höchstwerte für Emissionen in verschiedenen Sektoren für den Zeitraum 2013–2020 festgelegt. Die nationalen Vorgaben auf Basis der Effort Sharing Decision zum EU-Klimapaket 2020 wurden in nationales Recht umgesetzt und sind im Klimaschutzgesetz verankert.

Für die Erreichung der Vorgaben wurden Maßnahmen erarbeitet, u. a. zur Steigerung der Energieeffizienz, zur Steigerung des Anteils an erneuerbaren Energieträgern, im Bereich des Mobilitätsmanagements und zur Verknüpfung mit der Raumplanung.

DIE ENTWICKLUNG DER TREIBHAUSGASEMISSIONEN IN ÖSTERREICH

Die Treibhausgasbilanz 2015 für Österreich, die durch das Umweltbundesamt 2017 erstellt wurde, zeigt einen Anstieg der Treibhausgasemissionen gegenüber 2014: Die Emissionen haben um 3,2 % zugenommen und liegen bei 78,9 Mio. Tonnen CO_2-Äquivalent. Zum Anstieg um etwa 2,5 Mio. Tonnen haben u.a. die Verschiebung von erneuerbaren Energien auf kalorische Kraftwerke, eine Zunahme fossiler Treibstoffe (v. a. Diesel) und höherer Heizbedarf aufgrund einer kälteren Wintersaison beigetragen. Die Bilanz ist ein deutliches Zeichen dafür, dass es gilt, gesetzte Ziele hinsichtlich Emissionsreduktionen auch konsequent umzusetzen und Anstrengungen künftig noch zu verstärken. Insgesamt ist seit

2005 ein rückläufiger Trend zu beobachten (Klimaschutzbericht 2016), der auf einen stärkeren Einsatz erneuerbarer Energien und einen Rückgang des fossilen Energieeinsatzes in kalorischen Kraftwerken zurückgeht.

Eine sektorale Analyse der Treibhausgasemissionen (Klimaschutzbericht 2016, Umweltbundesamt) für das Jahr 2014 (inkl. Emissionshandel) zeigt, dass die Sektoren Energie und Industrie mit 44,4 % Hauptverursacher sind (davon 7,7 % außerhalb des Emissionshandels), dahinter folgen die Bereiche Verkehr (28,5 %), Landwirtschaft (10,4 %) und Gebäude (10 %). Der stärkste Anstieg konnte seit 1990 im Sektor Verkehr festgestellt werden, hier zeigt sich eine Zunahme von 7,9 Mio. Tonnen CO_2-Äquivalent bzw. 57,6 % (siehe Abb. 36).

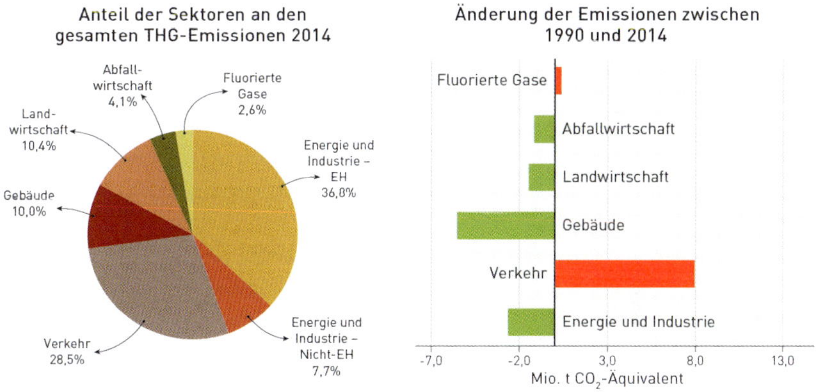

Abb. 36: Anteil der Sektoren an den Treibhausgasemissionen 2014 und Änderung der Emissionen zwischen 1990 und 2014 (Quelle: Umweltbundesamt 2016).

Ausführliche Informationen zum Thema Treibhausgasemissionen finden sich auf der Website des Umweltbundesamtes: www.umweltbundesamt.at/umweltsituation/luft/treibhausgase

Blick zurück – die Villach-Konferenz im Oktober 1985

Bei der Villach-Konferenz wurde wissenschaftlicher Konsensus darüber erzielt, dass infolge von Treibhausgasemissionen ein noch nicht dagewesener Anstieg der globalen Temperatur in der ersten Hälfte des 21. Jahrhunderts bevorsteht. Eine Strategie zur Verminderung der Treibhausgasemissionen wurde vorgeschlagen, um den Temperaturanstieg samt dessen Folgen abzuschwächen.

Viele Vorarbeiten von internationalen Körperschaften waren dieser Konferenz vorausgegangen, wie die UN-Konferenz „Human Development“ in Stockholm 1972, die Weltklimakonferenz 1979 in Genf, organisiert von der World Meteorological Organisation (WMO) und eine Serie von Workshops von UNEP, dem UN-Umweltprogramm.

1986 erfolgte dann – als weiteres Ergebnis der Villach-Konferenz – die Gründung eines wissenschaftlichen Beirates für Treibhausgase. Dessen Arbeiten mündeten auf der Toronto-Konferenz 1988 in einen Ruf nach einer zwanzigprozentigen Verminderung der Treibhausgasemissionen und in der Gründung des IPCC (Intergovernmental Panel of Climate Change: Zwischenstaatlicher Ausschuss für Klimaänderung oder kurz UN-Klimabeirat).

Seither veröffentlicht der IPCC in Abständen von fünf bis sechs Jahren wissenschaftliche Berichte zum globalen Klimawandel und dessen möglichen Auswirkungen auf Umwelt und Gesellschaft. Er sammelt und bewertet relevante wissenschaftliche Veröffentlichungen und fasst sie in den IPCC-Berichten zusammen. Tausende Wissenschaftler tragen auf freiwilliger Basis zur Arbeit des IPCC bei.

HERAUSFORDERUNG KLIMAPOLITIK

Um gesetzte Reduktionsziele zu erreichen, müssen sowohl Politiker als auch Wirtschaftstreibende und Konsumenten an einem Strang ziehen.

Von großer Bedeutung ist auch die Bearbeitung von Interessenswidersprüchen. Wenn etwa die notwendige drastische Umstellung der Energiepolitik vollzogen wird, müssen wir auf fossile Energieträger wie Öl verzichten. Eine mögliche Folge davon ist, dass mehr Menschen mit dem Fahrrad unterwegs sind als bisher. Auch eine Elektrifizierung des Verkehrs kann damit einhergehen – sowohl durch Elektrofahrzeuge als auch durch einen Ausbau des öffentlichen Verkehrs. Dadurch steigt wiederum die Stromnachfrage, die aber nicht mehr durch die Stromerzeugung in herkömmlichen kalorischen Kraftwerken gedeckt werden kann – schließlich will man die Treibhausgasemissionen vermeiden.

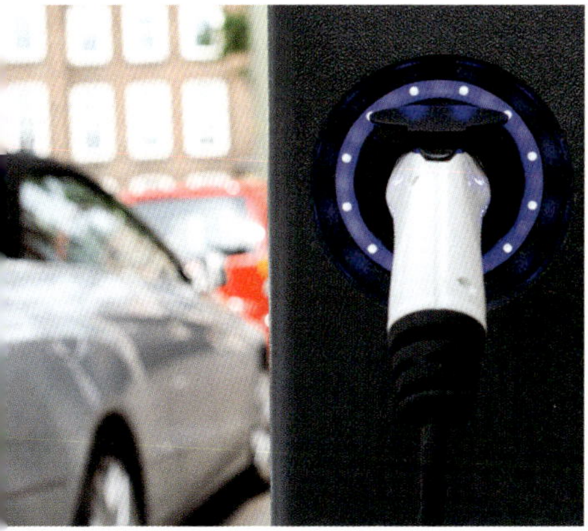
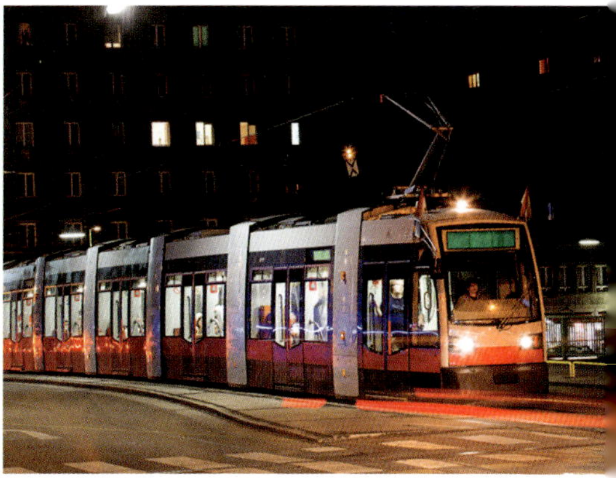

Abb. 37 und 38: Ausbau des öffentlichen Verkehrs und ein erhöhtes Angebot an Elektrofahrzeugen als unterstützende Maßnahmen der Klimapolitik.

All das führt zu einer Verschiebung das Wertschöpfungsgefüges. Ökonomisch starke Sektoren, die auf die Nutzung fossiler Energieträger ausgerichtet sind, müssten zurückgedrängt werden zugunsten von Sektoren, die auf erneuerbare Energien setzen. Zudem ist bei der Energiewende auf einen naturverträglichen Ausbau erneuerbarer Energieträger wie Wind- und Wasserkraft zu achten, um Zielkonflikte zwischen Klima- und Naturschutzinteressen zu vermeiden und

Anforderungen in diesen Bereichen zu verbinden – etwa durch eine überregionale strategische Planung. Für einen erfolgreichen Übergang in eine CO_2-ärmere Wirtschaft sind außerdem wirtschaftliche Anreize zur Umsetzung klimafreundlicher Maßnahmen notwendig: Wirksames Instrument könnte eine öko-soziale Steuerreform sein, die eine höhere Besteuerung von fossilen Energieträgern und Ressourcenverbrauch bzw. die Abschaffung umweltschädlicher Subventionen und gleichzeitig Kompensationsmaßnahmen für eine sozial verträgliche Gestaltung beinhaltet. Der Klimawandel ist eine der größten Herausforderungen unserer Zeit; um sie zu bewältigen, ist es notwendig, sowohl auf lokaler als auch globaler Ebene unter verbindlichen Zielsetzungen sektorenübergreifend zusammenzuarbeiten. Nur so sind eine wirksame Klimapolitik und wirtschaftlich zukunftsfähige Entwicklung möglich.

ANPASSUNG AN DEN KLIMAWANDEL

Mit dem globalen Klimawandel ist eine Änderung der Lebensbedingungen der Menschen verbunden – auch in Österreich. Wenn es nicht gelingt, die weltweite Klimaänderung zumindest in Schranken zu halten, gehen Experten von weitreichenden Auswirkungen für Umwelt, Wirtschaft und Gesellschaft aus. Aber selbst wenn es gelingt, die Zunahme der globalen Durchschnittstemperatur zu begrenzen, wird der Klimawandel Folgen haben, an die wir uns anpassen müssen.

Die Anpassung an den Klimawandel stellt eine Strategie dar, um die negativen Folgen des aktuellen und künftigen Klimawandels zu verhindern bzw. abzumildern. Anpassungen sind nicht so alt wie der Klimaschutz, aber ein ebenso wichtiges Thema.

Die Anpassung an den Klimaschutz setzt auf lokaler Ebene (z. B. mehr Grün in der Stadt) an, die einzelnen Maßnahmen können nicht selten rasch realisiert werden.

In Österreich machen sich die Auswirkungen des Klimawandels bereits jetzt bemerkbar: Die Gletscher schrumpfen, Vegetationszeiten verlängern sich, Hitzewellen und Trockenperioden treten auf, die Tage mit starken Niederschlägen nehmen in manchen Regionen zu – und mit ihnen verheerende Folgen. In den nächsten Jahrzehnten müssen wir mit einer Verstärkung der Effekte des Klimawandels rechnen. Daher hat die Österreichische Bundesregierung eine Strategie zur Anpassung an den Klimawandel erarbeitet. Auch auf internationaler und europäischer Ebene widmet man sich seit einigen Jahren verstärkt der Klimawandelanpassung. Bereits das von Österreich ratifizierte Klimarahmenübereinkommen der Vereinten Nationen aus dem Jahr 2007 enthält die Verpflichtung, eine nationale Klimawandelanpassungsstrategie zu entwickeln.

Die Europäische Kommission hat 2007 mit dem „Grünbuch zur Anpassung an den Klimawandel in Europa" eine erste Grundlage erarbeitet. Das 2009 vorgestellte „Weißbuch" stellt einen Aktionsrahmen dar, innerhalb dessen sich die Europäische Union und ihre Mitgliedstaaten auf die Folgen des Klimawandels vorbereiten sollen. Laut Weißbuch geht es darum,

- die Klimawandelanpassung in alle Politikbereiche der EU einzubeziehen,
- Kosten und Nutzen möglicher Adaptionsmaßnahmen zu erheben,
- internationale Kooperationen zu verstärken und Entwicklungsländer mit Wissen zu unterstützen,
- die verschiedenen politischen Instrumente zu verbinden. So sollen beispielsweise marktgestützte Instrumente, Leitlinien und öffentlich-private Partnerschaften kombiniert werden.

Seit 2013 liegt die „EU-Strategie zur Anpassung an den Klimawandel" vor. Kernpunkte darin sind die Förderung von Anpassungsaktivitäten in den EU-Mitgliedsstaaten (speziell in den Städten), die Einbeziehung von Klimawandelaspekten auf EU-Ebene in zentralen Sektoren wie Landwirtschaft und Fischerei sowie Maßnahmen zur Adressierung von Wissenslücken in Bezug auf Klimawandelanpassung.

In Österreich existiert seit 2012 eine **nationale Strategie zur Anpassung an den Klimawandel** zur Vermeidung nachteiliger Aspekte der globalen Erwärmung auf Umwelt, Gesellschaft und Wirtschaft und zur Nutzung sich eröffnender Chancen. Die Strategie versteht sich als bundesweites Rahmenwerk zur Ableitung von Handlungsempfehlungen und Maßnahmen für verschiedene Sektoren. Sie teilt sich in einen strategischen Rahmenbereich und einen Aktionsplan, in dem Handlungsempfehlungen für insgesamt 14 Aktivitätsfelder (z. B. für die Sektoren Land- und Forstwirtschaft, Gesundheit, Ökosysteme/Biodiversität, Tourismus etc.) gegeben werden. Die Umsetzung der Strategie erfolgt in Kooperation zwischen Bund und Ländern.

Es gibt heute zwar umfassende Forschungsaktivitäten, die sich mit den Folgen des Klimawandels beschäftigen – eine sichere und genaue Prognose ist jedoch nicht möglich, da das Thema äußerst komplex ist (siehe dazu Kap. 1). Es kommt bekanntlich zu vielen Veränderungsprozessen im Erdsystem, die sich wiederum gegenseitig beeinflussen. Insbesondere Vorhersagen zu regionalen Auswirkungen des Klimawandels sind schwierig zu erstellen. Dies ist bei Handlungsempfehlungen zu berücksichtigen Sogenannte „Noregret“ und „Winwin“-Maßnahmen sind in jedem Fall sinnvoll – unabhängig davon, in welchem Ausmaß die Klimaänderung ausfällt. Zu diesen Maßnahmen zählt z. B. die Schaffung saisonunabhängiger Tourismus- und Freizeitangebote.

Prinzipiell unterscheidet die nationale Anpassungsstrategie drei Arten von Maßnahmen:

- Maßnahmen technischer Art (z. B. Hochwasserschutz)
- Maßnahmen, um Ökosysteme für klimabedingte Störungen zu rüsten (z. B. indem das Wasserspeichervermögen von Böden erhöht wird)
- Maßnahmen für breiteres Wissen und besseren Informationsfluss bei kritischen Ereignissen (z. B. Frühwarnung bei Hitzewellen)

Vor dem Hintergrund der weitreichenden und teilweise einschneidenden Auswirkungen des Klimawandels sind Klimaanpassungsstrategien von großer Bedeutung. Hier einige Beispiele:

- Extremwetterereignisse mit Überflutungen und Vermurungen haben nicht nur zum Teil ausgeprägte Schäden an Gebäuden und Infrastruktur zur Folge, sondern sind eine große Herausforderung für das öffentliche Gesundheitswesen. Es sind Pläne erforderlich, in denen die medizinische Versorgung von Katastrophenopfern im Akutfall genau festgelegt ist. Da die Zahl der alleinlebenden, alten und pflegebedürftigen Menschen zunimmt, muss auch diskutiert werden, wie bei Überschwemmungen oder Unwetterstürmen eine weitere Betreuung zu Hause möglich ist.

- Es müssen bei den Überlegungen auch die Folgeschäden einbezogen werden, die beispielsweise ein Hochwasser für die Gesundheit haben kann (etwa Schimmelbildung in Gebäuden).

- Nach einer Katastrophe ist natürlich auch eine psychologische Betreuung der Menschen notwendig. Es ist von großer Bedeutung, die sogenannten posttraumatischen Belastungsstörungen zu vermeiden. Besonders wichtig ist die rechtzeitige Betreuung und Behandlung von Betroffenen mit akuten Stressreaktionen, die unmittelbar oder bald nach dem Trauma auftreten.

- Wichtig ist auch, das Aufheizen von Städten zu bremsen (siehe hier gleich nachfolgend „Grün in die Stadt").

- Eine mögliche Anpassung an den Klimawandel im Bereich der Landwirtschaft ist beispielsweise der Einsatz widerstandsfähiger und standortgerechter Kulturpflanzen, die Klimaextremen trotzen und weniger anfällig für Schädlingsbefall sind.

- Im Tourismus sind z. B. wetterunabhängige Ganzjahresangebote erforderlich. Der verstärkte Einsatz von Beschneiungsanlagen ist – auch aus Gründen des Klimaschutzes – mit Sicherheit keine zukunftsfähige Anpassungsmaßnahme.

GRÜN IN DIE STADT

Heiße Sommer mit längeren Hitzeperioden wirken sich in Städten durch die Bildung von Wärmeinseln besonders stark aus, insbesondere auf ältere Menschen. In Städten wie beispielsweise Chicago, Paris, Florenz, aber auch in Wien wurde in dieser Altersgruppe während bzw. nach Hitzeperioden eine erhöhte Sterblichkeit festgestellt. Der Klimawandel wird eine starke Zunahme heißer Tage mit über 30°C (Hitzetage) sowie „tropischer Nächte“ (d.h. nächtliche Abkühlung nicht unter 20°C) bewirken. Diese Entwicklung hat eine Beeinträchtigung der Lebensqualität und für manche Menschen auch eine Gefährdung der Gesundheit zur Folge. Eine wirksame Strategie zur Reduktion der Hitzebelastung wird in einer stärkeren Begrünung der Städte gesehen.

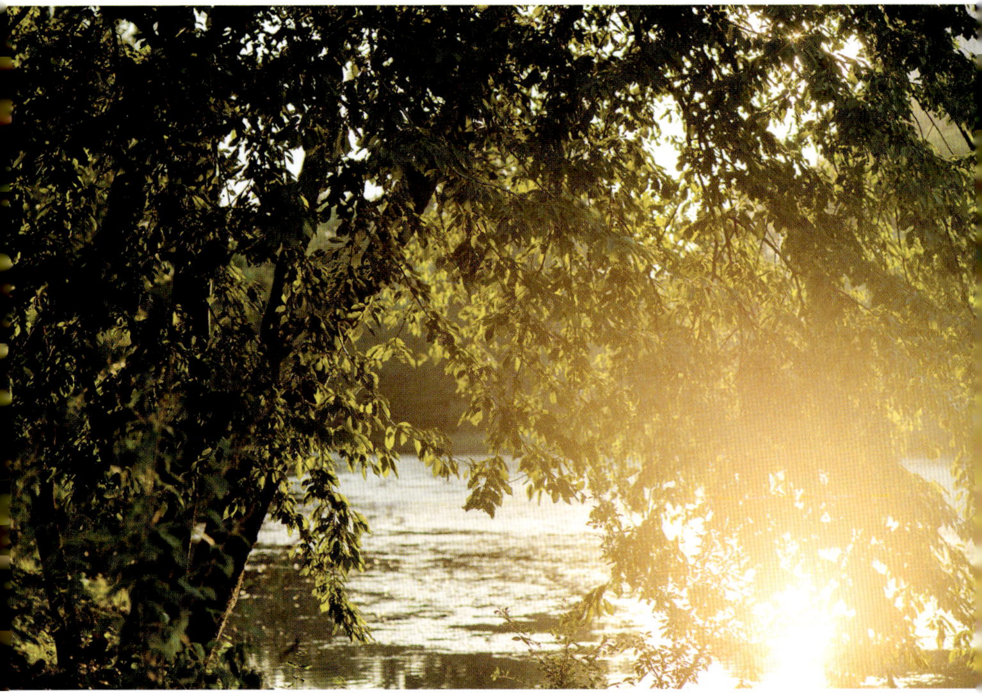

Abb. 39: Wien ist eine der grünsten Städte der Welt – die Entwicklung von noch mehr „Green cooling rooms“ gewinnt in Zukunft noch stärker an Bedeutung.

Positive Effekte von mehr Grün in der Stadt sind u. a. die Schattenwirkung von Bäumen und die Verdunstung von Wasser, welche die Temperaturen in der Umgebung senkt (sog. Evapotranspiration). Maßnahmen für die städtische Be- und Durchgrünung können auf verschiedensten Ebenen durchgeführt werden: auf horizontaler und vertikaler Ebene, im privaten und öffentlichen Freiraum, langfristig oder vorübergehend – z. B. mit einer zeitlich begrenzten Bepflanzung von baulichen Brachen. Neben der Quantität spielt die Qualität von Grün eine wichtige Rolle: Laubbäume werden als effektiver in der Temperaturreduktion gesehen, da sie über ein höheres Verschattungspotenzial als Nadelbäume verfügen. Untersuchungen haben gezeigt, dass in Parkanlagen geringere Temperaturen herrschen als in ihrer angrenzenden Umgebung. Durch verschiedene Messmethoden sind die Forschungsergebnisse zu Abkühlungseffekten von Parkanlagen im Detail noch uneinheitlich. Fest steht aber: Je größer eine Anlage ist, desto ausgeprägter ist ihre abkühlende Wirkung auf die umgebenden Siedlungsbereiche. Aber auch kleinere, punktuelle Maßnahmen wie Fassaden-, Innenhof- und Dachbegrünungen sowie Dach- und Privatgärten bewirken – wenn sie in einem Gebiet in größerer Häufigkeit auftreten – Abkühlungseffekte.

Auch der Besuch von Grünräumen selbst kann abkühlend wirken. Voraussetzung für diesen Effekt sind eine entsprechende Bepflanzung, Gewässer und die richtige Tageszeit. Die Entwicklung von „Green cooling rooms“ ist von großer Bedeutung. Sie könnten auch als soziale Treffpunkte insbesondere für ältere Menschen fungieren. Denn bisherige Forschungen haben gezeigt, dass vor allem ältere Menschen, die sozial isoliert leben, stärker durch Hitze gefährdet sind. Um wirksam zu sein, müssen diese Räume schnell und problemlos erreichbar sein, ohne dass auf dem Weg dorthin Hitzebelastungen entstehen. Im Rahmen des interdisziplinären Projekts „STOPHOT“ der Universität für Bodenkultur Wien in Kooperation mit der Medizinischen Universität Wien und dem Institut für Soziologie wurden nachhaltige Anpassungsstrategien entwickelt, um die Lebensbedingungen älterer Personen während Hitzeperioden in Wien zu verbessern.

Nähere Informationen zum Projekt „STOPHOT“:
http://pausebitte.boku.ac.at/stophot/?page_id=26

ZUSAMMENFASSUNG

Maßgeblich verantwortlich für den durch den Menschen verursachten Klimawandel sind die Verbrennung fossiler Brennstoffe wie Kohle, Erdöl, Erdgas und die daraus resultierenden Treibhausgasemissionen. Die Verbrennung fossiler Energieträger hat sich in den letzten 50 Jahren mehr als verdreifacht. Eine sektorale Analyse der Treibhausgasemissionen für das Jahr 2014 (inkl. Emissionshandel) zeigt, dass die Sektoren Energie und Industrie mit 44,4 % Hauptverursacher sind, dahinter folgen die Bereiche Verkehr (28,5%), Landwirtschaft (10,4%) und Gebäude (10%). Der stärkste Anstieg konnte seit 1990 im Sektor Verkehr festgestellt werden.

Im europäischen Vergleich der Treibhausgasemissionen pro Kopf lag Österreich 2013 mit 9,4 t CO_2-Äquivalent über dem EU-Durchschnitt. Seit 1990 haben die Emissionen pro Kopf in Österreich allerdings um 8,5 % abgenommen. Im Vergleich der Emissionen pro Kopf basierend auf der Wirtschaftsleistung verzeichnete Österreich den fünftniedrigsten Wert unter den EU-28 Staaten.

2015 fand die 21. UN-Klimakonferenz in Paris statt (COP 21), bei der sich erstmals 195 Länder auf ein globales, rechtsverbindliches Klimaschutzübereinkommen geeinigt haben. Mit dem Pariser Abkommen wurde eine Einigung zu einem neuen Weltklimavertrag erreicht, durch den wesentliche Klimaschutzziele und Maßnahmen zur Emissionsminderung, die auf das 1997 beschlossene Kyoto-Protokoll folgen, festgelegt werden. Hauptziel des Abkommens ist es, die globale Erderwärmung auf unter 2°C gegenüber vorindustriellen Werten zu begrenzen. Eine Begrenzung auf 1,5°C soll angestrebt und entsprechende Maßnahmen sollen umgesetzt werden, um die negativen Folgen des Klimawandels abzumildern. Das Abkommen wurde auch von Österreich ratifiziert und trat im November 2016 in Kraft. Die im Abkommen enthaltenen Maßnahmen und die Vorgaben der EU reichen jedoch noch nicht aus, um das 2°C-Ziel zu erreichen. Zusätzliche Anstrengungen und Weiterentwicklungen der Ziele und Maßnahmen sind daher – auch für Österreich – dringend notwendig, um entsprechende Emissionsreduktionen und einen weitgehenden Ausstieg aus fossilen Energien bis 2050 zu schaffen.

Darüber hinaus ist auch eine Anpassung an den Klimawandel notwendig, um die negativen Folgen des aktuellen und künftigen Klimawandels zu verhindern bzw. abzumildern. Anpassungen sind nicht so alt wie der Klimaschutz, aber ein ebenso wichtiges Thema.

Zu den Anpassungsmaßnahmen zählen z. B. Hochwasserschutz, die Durchgrünung von Städten, Beschattungsmaßnahmen oder Hitzeaktionspläne.

MICHAEL STAUDINGER: „HITZESCHUTZPLÄNE ALS EFFEKTIVES MITTEL"

Interview mit Dr. Michael Staudinger, Direktor ZAMG, IDSDR-International Strategy for Disaster Reduction National Focal Point

Seit wann und warum beschäftigen Sie sich mit dem Thema Klimawandel?

Staudinger: Meine erste Seminararbeit beschäftigte sich 1975 mit den numerischen Wetter-Klimamodellen von Wetherald und Manabe. Damals ging die Diskussion in wissenschaftlichen Kreisen noch in alle Richtungen: Viele trauten numerischen Klimamodellen noch nicht so richtig, die Fraktion der Beobachter hatte großes Gewicht und verfolgte die Modellierer mit einiger, teilweise gesunder, teilweise überzogener Skepsis. Klimaänderungen sah ich dann konkreter bei meinen Arbeiten auf den Gletschern in den 1980er Jahren. Wenn man die Bilder von damals anschaut und mit heute vergleicht, wird's dem Alpinisten in mir mulmig.

Welche Folgen sind für Sie im Bereich Gesundheit die bedeutendsten bzw. gravierendsten?

Staudinger: Bei uns in Europa die in Zukunft immer häufiger werdenden Hitzewellen und dabei die unterschiedlichen Wahrnehmungen und Handlungsmöglichkeiten: Wer im Freien arbeiten muss, als alter Mensch in einer Wohnung ohne Klimaanlage lebt oder sich nicht ins Schwimmbad oder auf die Berge retten kann, ist stärker betroffen – gerade diese Gruppen werden im öffentlichen Bewusstsein zu wenig wahrgenommen.

Wo sehen Sie die wichtigsten Handlungsfelder im Bereich „Klimawandel und Gesundheit"?

Staudinger: Gut abgestimmte Hitzewarnungen und entsprechende Hitzeschutzpläne, die alle Schichten der Bevölkerung umfassen, brauchen einiges an Vorbereitung, sind aber ein sehr effektives Mittel, um zumindest die gröbsten Schäden etwas zu minimieren. Um mit einer geänderten Verteilungen von Pollen und invasiven Arten entsprechend umzugehen, ist Bewusstseinsbildung in allen Teilen der Bevölkerung eine Voraussetzung. Das beginnt bei der Schulbildung, muss aber genauso in den allgemeinen Medien bewusst zum Thema gemacht werden.

CHRISTOPH LEPRICH: „GEFAHR DURCH VERLUST AN LEBENSRAUM UND MIGRATIONSSTRÖME"

Interview mit Dr. Christoph Leprich, Ö1-„Radiodoktor"

Seit wann und warum beschäftigen Sie sich mit dem Thema Klimawandel?

Leprich: Seit 2007. Wir haben damals eine 35-Minuten-Live-Sendung zum Thema gestaltet. Für eine Medizin-Sendereihe ist es selbstverständlich, sich mit den gesundheitlichen Auswirkungen des Klimawandels in Europa und der restlichen Welt zu beschäftigen.

Welche Folgen sind für Sie im Bereich Gesundheit die bedeutendsten bzw. gravierendsten?

Leprich: Hierzulande sind es derzeit die ungewöhnlichen Hitzeperioden, die viele Todesopfer gekostet haben. Weltweit betrachtet ist es wohl der Verlust an Lebensraum und die dadurch bedingten Migrationsströme.

Wo sehen Sie die wichtigsten Handlungsfelder im Bereich „Klimawandel und Gesundheit"?

Leprich: Drastische Reduktion der Emissionen; langfristige Änderung der Energiepolitik; und ein Diskurs, der dann Wirtschaft und gesellschaftliche Rahmenbedingungen neu ordnet.

7. TIPPS: WAS MAN SELBST TUN KANN

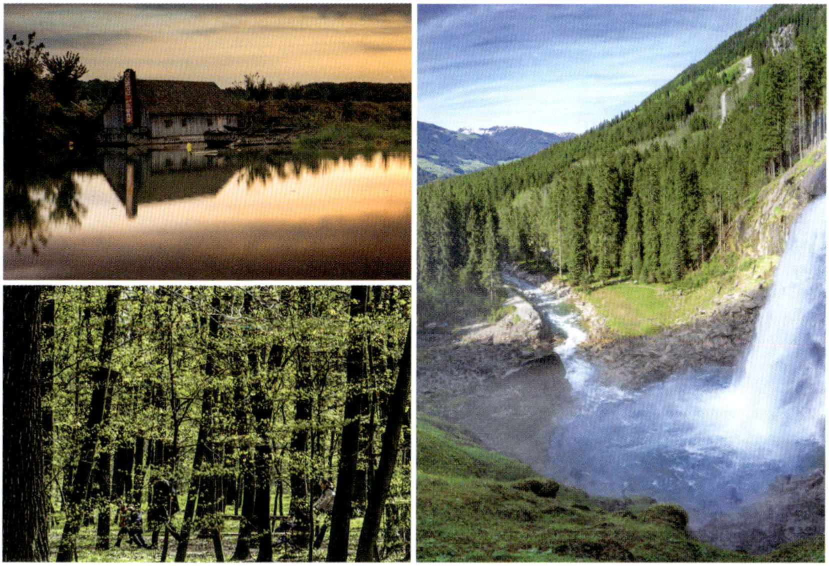

Abb. 40–42: Nutzen Sie die zahlreichen Naturerlebnisangebote in Österreich, wie in den Donauauen, in den Hohen Tauern oder im Wiener Prater, und tragen Sie zu deren Erhalt bei.

Bei Maßnahmen im Zusammenhang mit dem Klimawandel kann man zwei große Gruppen unterscheiden (siehe auch Kap. 6): einerseits Maßnahmen, die den Klimawandel verhindern, verringern oder verlangsamen („Mitigation"), und andererseits solche, die den Auswirkungen des Klimawandels begegnen (Anpassung/Adaption). Auf beide wird im Folgenden eingegangen.

KLIMASCHUTZ

Die Rahmenbedingungen für eine gesunde Umwelt muss die Politik schaffen. Dennoch kann jeder Einzelne über seinen Lebensstil einen wertvollen Beitrag leisten. Und: Viele Maßnahmen zum Klimaschutz dienen auch der Verbesserung der eigenen Gesundheit!

Besonders wichtig ist es, unsere Kinder für ein umwelt- und klimaschonendes Leben zu sensibilisieren. Denn sie sind es, die wohl verstärkt mit den Auswirkungen des Klimawandels konfrontiert sein werden und sich früher oder später in einer Welt unter veränderten Bedingungen (z. B. in einem Postfossilen Zeitalter) zurechtfinden müssen. Nachfolgend einige Beispiele, wie Sie selbst zum Klimaschutz beitragen können.

SEIEN SIE AUS EIGENER KRAFT MOBIL

Legen Sie (kürzere) Wege öfter zu Fuß oder mit dem Fahrrad zurück. Wer zu Fuß geht oder mit dem Fahrrad fährt, tut nicht nur viel für den Klimaschutz, sondern fördert auch die eigene Gesundheit. Zudem sparen Sie Geld und verbessern die regionale Luftqualität, da Sie die Stickstoffdioxid-, Feinstaub- und Ozonbelastung senken. Feinstaub und Ozon beeinträchtigen vor allem die Gesundheit von Kindern und älteren Menschen.

SPAREN SIE AUTOFAHRTEN UND FLÜGE EIN

Der motorisierte Verkehr ist einer der größten Verursacher des Klimawandels (siehe Kap. 6). Wer im Alltag oder Urlaub weniger mit dem Auto fährt, tut daher viel für den Klimaschutz. Benützen Sie für längere Strecken (wenn möglich) statt Auto oder Flugzeug die Bahn.

REISEN SIE SANFT

Die Art, wie wir Urlaub machen, hat große Auswirkungen auf das Klima. Achten Sie neben einer klimafreundlichen Anreise und Mobilität vor Ort (öfter als man glaubt, kann man dort mit öffentlichen Verkehrsmitteln mobil sein) auf Angebote mit naturverträglichem Tourismus und auf lokale Produkte an Ihrem Reiseziel. Damit schonen Sie Natur und Umwelt und fördern auch eine nachhaltige regionale Entwicklung.

ESSEN SIE WENIGER FLEISCH

Die Fleischproduktion belastet das Klima enorm, daher ist weniger Fleischkonsum ein sehr effektiver Beitrag zum Klimaschutz. Außerdem ist eine obst- und gemüsereiche Ernährung gesund. Klimafreundlich zu essen bedeutet: auf biologisch erzeugte, regionale Produkte achten, ebenso auf die Saison (z. B. keine Erdbeeren im Winter), frisch einkaufen und rasch verarbeiten. Die Bestellung eines „Bio-Kistls" ist eine bequeme Möglichkeit, sich regionale und saisonale Bio-Lebensmittel nach Hause liefern zu lassen. Es gibt dazu zahlreiche Anbieter in den Bundesländern.

Informationen zum klimafreundlichen Essen finden Sie u. a. unter www.oegut.at/downloads/pdf/oegut_folder_ernaehrung.pdf, eine Übersicht zur Lieferung von regionalen und saisonalen Bio-Lebensmitteln direkt nach Hause unter www.umweltberatung.at/biokistl-anbieterinnen-aus-oesterreich

KAUFEN SIE KLIMAFREUNDLICH

Wer nur das einkauft, was er wirklich braucht und beim Kauf auf eine nachhaltige Produktion achtet, schont die Ressourcen unserer Welt. Zahlreiche Öko-Labels, Gütesiegel und Zertifizierungen helfen bei der Auswahl entsprechender Produkte. Geben Sie langlebigen und energieeffizienten Produkten den Vorzug. Verwenden Sie die Geräte auch möglichst lange – schließlich definieren Sie sich doch nicht über Ihr neues Smartphone, oder?

Für die Herstellung von Smartphones oder Computern werden übrigens auch verschiedene Mineralien benötigt, deren Abbau die Umwelt stark belastet. Informationen zur Auswahl klimafreundlicher und nachhaltiger Produkte finden sich in großer Zahl im Internet, z. B. unter www.topprodukte.at

VERHEIZEN SIE IHR GELD NICHT

Achten Sie darauf, dass Sie für die Raumheizung möglichst wenig Energie verbrauchen und sorgen Sie dafür, dass die Wärme in den Räumen bleibt. Sinnvolle Maßnahmen sind Wärmedämmung, energieeffizientes Stoßlüften statt ständig gekippter Fenster und moderate Raumtemperaturen von 20 bis 22 C°. Viele Wohnungen und Büros sind heute überheizt, was auch für die Gesundheit nicht günstig ist, da die Luft dann sehr trocken wird. Steigen Sie wenn möglich auf erneuerbare Energien um – Stichwort Ökostrom.

ACHTEN SIE AUF DEN WOHNORT

Vor dem Umzug ist es sinnvoll, den neuen Wohnort auf gute Erreichbarkeit mit öffentlichen Verkehrsmitteln hin zu überprüfen. Sind die Wege zu Schule, Arbeitsplatz und Geschäften kurz? Bevorzugen Sie dichte Bebauungen, da sie energieeffizienter sind als alleinstehende Häuser.

ERLEBEN SIE NATUR

Intakte Ökosysteme können sich besser an den Klimawandel anpassen und tragen zu unserem Schutz bei (z. B. Hochwasserschutz, Klimaregulierung). Der Erhalt biologischer Vielfalt und ihrer Leistungen ist daher essenziell für eine zukunftsfähige Entwicklung. Nützen Sie die zahlreichen Bildungs- und Naturerlebnisangebote in Schutzgebieten (z. B. in den österreichischen Nationalparks) oder engagieren Sie sich bei Naturschutzaktivitäten und teilen Sie Ihr Wissen. Verständnis für die natürlichen Zusammenhänge und ihre Bedeutung ist zentral für einen nachhaltigen Umgang mit unseren natürlichen Lebensgrundlagen.

ACHTEN SIE AUF IHREN FUSSABDRUCK

Jeder von uns hinterlässt mit seinem Lebensstil einen ökologischen „Fußabdruck“. Mit dem Footprint-Rechner können Sie berechnen, wie groß der Ihre ist. Außerdem finden Sie Vorschläge, die Ihnen helfen, den Fußabdruck zu verkleinern (z. B. auf www.mein-fussabdruck.at).

SEIEN SIE EIN VORBILD

Egal ob im Beruf oder in der Familie: Wer sich umweltbewusst und klimafreundlich verhält, ist ein positives Vorbild. Im Internet finden sich reichlich Infos- und auch Unterrichtsmaterialien für Schulen (siehe auch Kap. 8).

ANPASSUNG AN DEN KLIMAWANDEL

Anpassung an Hitze (Hitzewellen werden durch den Klimawandel zunehmen) geschieht meist automatisch: Wir tragen leichtere und luftigere Kleidung, trinken mehr, essen leichtere Kost und suchen Schatten.

Weniger einfach ist es etwa, bauliche Maßnahmen bei bereits errichteten Häusern umzusetzen. Durch diese soll verhindert werden (z. B. durch Vorbau-Rollläden), dass sich das Haus bei einer Hitzewelle übermäßig aufheizt oder bei Starkregen oder Überschwemmung beschädigt wird. Hier könnte nachträglich eine Innendichtung angebracht werden, was aber technisch schwierig ist.

Bei witterungsbedingten Katastrophen (Hitzewellen, Überschwemmungen) zählt Nachbarschaftshilfe. Kennen Sie ältere oder kranke alleinstehende Personen in der Nachbarschaft? Könnten Sie vielleicht selbst unter bestimmten Umständen Hilfe benötigen? Scheuen Sie sich nicht, Ihre Nachbarn anzusprechen. Erkundigen Sie sich auch bei alten Verwandten, ob diese mit der Hitze zurechtkommen.

HITZEWELLEN

An heißen Sommertagen bewirkt der Luftzug bei geöffneten Fenstern zwar vorübergehend das Gefühl von Kühlung, weshalb man bei Hitze viele geöffnete Fenster sieht. Tatsächlich ist die Luft außen aber tagsüber meist wärmer als innen (z. B. draußen 32°C im Schatten, in der Wohnung 26°C). Durch die geöffneten Fenster wird es dann nach einer gewissen Zeit drinnen genauso heiß wie draußen. Es ist daher zu empfehlen, nur in der Nacht und in der Früh zu lüften. Feuchte Tücher können ein wenig Kühlung verschaffen. Beschatten Sie untertags die Fenster wenn möglich von außen (Rollläden, Markisen, Jalousien). Vermeiden Sie nach Möglichkeit anstrengende Tätigkeiten, besonders in der Sonne und am Nachmittag. Halten Sie sich zwischendurch in kühleren Räumen auf (z. B. klimatisierte Lokale, Kirchen etc.).

Weitere Empfehlungen:

- Achten Sie darauf, ob Hitzeperioden in den Medien oder von Behörden angekündigt werden.

- Achten Sie darauf, dass Sie genügend trinken. Manche Personen sollen jedoch aus gesundheitlichen Gründen generell weniger trinken. Diese Personen sollten sich vom Arzt hinsichtlich der Trinkmenge an heißen Tagen beraten lassen.

- Elektrolyte, die aufgrund vermehrten Schwitzens verloren gehen, müssen regelmäßig wieder zugeführt werden, z. B. durch lauwarme Suppe, Elektrolytgetränke oder mit Mineralwasser aufgespritzte Fruchtsäfte.

- Bei etlichen Medikamenten muss bei Hitze die Dosis angepasst werden. Fragen Sie Ihren Arzt.

- An sehr heißen Tagen können bei Gaskombithermen und Gasdurchlauferhitzern Abzugsstörungen der Abgase auftreten (mit der Gefahr einer Kohlenmonoxid-Vergiftung). Räume, in denen sich diese Geräte befinden, müssen daher sehr gut gelüftet werden.

- Wenn Sie darauf Einfluss nehmen können, achten Sie auf eine Entschärfung von Wärmeinseln in Ihrer Wohnumgebung. Eine Möglichkeit ist beispielsweise der Ersatz einer Betonfläche durch einen Rasen.

- Treten Sie bei Hitzewellen in Kontakt zu besonders gefährdeten Personen in Ihrer Nachbarschaft und erkundigen Sie sich nach deren Befinden. Bieten Sie Ihre Unterstützung an. Als gefährdet gelten speziell ältere, alleinstehende Personen und Menschen mit Herz-Kreislauf-Schwäche. Achten Sie besonders bei Säuglingen und Kleinkindern darauf, dass sie möglichst keinem Hitzestress ausgesetzt werden und genügend trinken.

TROCKENPERIODEN

Gehen Sie bewusst und sparsam mit Trinkwasser um – auch außerhalb von Trockenperioden: Nutzen Sie beispielsweise Gebraucht- oder Regenwasser, reparieren Sie kaputte Leitungen und Wasserhähne, verwenden Sie wassersparende Geräte.

HOCHWASSER UND MUREN

Fragen Sie in Ihrer Gemeinde nach den Gefahrenzonen und -plänen, überlegen Sie, wie sich starker Regen in Ihrem Fall auswirken kann und treffen Sie Vorkehrungen, z. B.:

- Abwasser-Rückstauklappen einbauen,
- an hochwassersichere Installationen denken,
- Öltanks gegen Aufschwimmen sichern,
- Angriffsflächen (für Muren) minimieren,
- Anordnung der Räume anpassen.

Informieren Sie sich über die aktuelle Wettersituation in den Medien und halten Sie sich an Verhaltensempfehlungen. Unterstützen Sie besonders alleinlebende, ältere Menschen in Ihrer Nachbarschaft, die sich selbst nur schlecht informieren und helfen können.

SCHNEELASTEN

Sollte in Ihrer Gegend die Gefahr für hohe Schneelasten bestehen, lassen sie z. B. Flachdächer statisch überprüfen.

8. NÜTZLICHE LINKS

INFORMATIONEN ZUM THEMA „KLIMA UND GESUNDHEIT"

Bundesministerium für Land- und Forstwirtschaft, Umwelt und Wasserwirtschaft
www.bmlfuw.gv.at
→ zahlreiche Informationen zu Klimaschutz und Klimapolitik

Bundesministerium für Gesundheit und Frauen
www.bmgf.gv.at
→ Tipps bezüglich Hitze und Sonne

„die umweltberatung"
www.umweltberatung.at
→ Tipps für den Klimaschutz im Alltag

Klimabündnis Österreich
www.klimabuendnis.at
→ Infos und Unterstützung bezüglich Klimaschutz

Umweltbundesamt GmbH
www.umweltbundesamt.at
→ zahlreiche Informationen zu Treibhausgasemissionen, erneuerbaren Energien, Luftverschmutzung etc.

Verein für Konsumenteninformation (VKI)
www.konsument.at
→ Tipps fürs Energiesparen

WEITERE NÜTZLICHE LINKS

www.klimaaktiv.at
→ Infos zu Klimaschutz und Förderungen

www.klimawandelanpassung.at
→ Maßnahmen zur Klimawandel-Anpassung in Österreich

www.noe.gv.at/noe/Gesundheitsvorsorge-Forschung/Merkblatt-Ragweed_2014.pdf
→ Merkblatt zu Ragweed inkl. Maßnahmen zur Bekämpfung; Formular für das Melden von Ragweed

www.mein-fussabdruck.at
→ Tool für die Berechnung des ökologischen Fußabdrucks; mit Tipps für die Verringerung der ökologischen Übernutzung

www.klimarettung.at
→ Anlaufstelle für (oö.) Haushalte, Gemeinden, Betriebe, Schulen und Organisationen, die sich im Klimaschutz engagieren wollen

www.naturgefahren.at
→ diverse Infos zu Naturgefahren in Österreich

www.oegut.at/downloads/pdf/oegut_folder_ernaehrung.pdf
→ Acht Tipps der Österreichischen Gesellschaft für Umwelt und Technik für eine klimafreundliche Ernährung

www.bmlfuw.gv.at/service/publikationen/wasser/leben_mit_naturgefahren0.html
→ Vorsorge-Broschüre „Leben mit Naturgefahren“ zum Download

www.hora.gv.at
→ Naturgefahren in verschiedenen Regionen, Kartendarstellung

www.umweltbildung.at/startseite.html
→ Publikationen und Bildungsmaterialien zu nachhaltiger Entwicklung/Klimaschutz

VERWENDETE UND WEITERFÜHRENDE LITERATUR

Austrian Panel on Climate Change (2014): Zusammenfassung für Entscheidungstragende (ZfE). In: Österreichischer Sachstandsbericht Klimawandel 2014 (AAR14). Austrian Panel on Climate Change (APCC), Verlag der Österreichischen Akademie der Wissenschaften, Wien, Österreich

Arnberger A, Allex B, Eder R, Martin Ebenberger M, Wanka A, Kolland F, Wallner P, Hutter H-P (2017): Elderly resident's uses of and preferences for urban green spaces during heat periods. Urban Forestry & Urban Greening 21:105–117

Arnberger A et al. (2014): STOPHOT – Cool towns for the elderly – protecting the health of elderly residents against urban heat. Endbericht. Dez. 2014. www.klimafonds.gv.at/foerderungen/gefoerderte-projekte//detail/?plistcall=1&pid=174744

Formayer H, Frischauf C (2004): Extremereignisse und Klimawandel in Österreich aus der Sicht der Forschung. Bericht im Auftrag des WWF Österreich, Wien. www.boku.ac.at/met/klima/berichte/WWF_Bericht.pdf

Hertwich G, Peters G (2009): Carbon footprint of nations: a global, trade-linked analysis. Environmental Science & Technology 43:6414-6420

Global Carbon Project (GCP) (2016): Carbon Budget. www.globalcarbonproject.org/carbonbudget/index.htm

Haas W, Weisz U, Pallua I, Hutter H-P, Essl F, Knoflacher H, Formayer H, Gerersdorfer T, Balas M (2010): Handlungsempfehlungen zur Anpassung an den Klimawandel in Österreich. Aktivitätsfelder: Gesundheit, Natürliche Ökosysteme/Biodiversität und Verkehrsinfrastruktur. Im Auftrag des Klima- und Energiefonds und in Vorbereitung eines Policy Papers des Lebensministeriums. Dezember 2010

Hutter H-P, Kundi M, Moshammer H, Haas W, Weisz U, Niederkrotenthaler Th, Wallner P (2011): Anpassungsmaßnahmen zur Reduktion von Klimawandel-induzierten Gesundheitsrisiken in Österreich: Schwerpunkt Extremwetterereignisse. Prävention und Gesundheitsförderung 6:164–171

Hutter H-P, Moshammer H, Wallner P, Leitner B, Kundi M (2007): Heatwaves in Vienna: Effects on mortality. Wiener Klinische Wochenschrift 119:223–227

Hutter H-P, Arnberger A, Allex B, Eder R, Kolland F, Wanka A, Blättner B, Grewe HA, Kundi M, Wallner P (2011): Cool towns for the elderly – protecting the health of elderly residents against urban heat. Erste Ergebnisse des STOPHOT-Projekts. 33. Jahrestagung der Österreichischen Gesellschaft für Hygiene, Mikrobiologie und Präventivmedizin (Salzburg, 21.–24.5.2012), Abstracts: 72–73

IPCC Intergovermental Panel on Climate Change (2012): Special Report on Managing the Risks of Extreme Events and Disasters to Advance Climate Change Adaptation. Summary for Policy makers

IPCC Intergovernmental Panel on Climate Change (2014): Climate Change 2014: Synthesis Report. www.ipcc.ch/report/ar5/syr/

Bundesministerium für Umwelt, Naturschutz, Bau und Reaktorsicherheit (BMUB) (2016): Klimaschutzbericht: Zum Aktionsprogramm Klimaschutz 2020 der Bundesregierung. www.bmub.bund.de/service/publikationen/downloads/details/artikel/klimaschutzbericht-2016/

Ministerium für ein lebenswertes Österreich: Klimaschutz. www.bmlfuw.gv.at/umwelt/klimaschutz.html

Ministerium für ein lebenswertes Österreich (2012): Anpassungsstrategie. www.bmlfuw.gv.at/umwelt/klimaschutz/klimapolitik_national/anpassungsstrategie.html

Landessanitätsdirektion Steiermark (2016): Hitzeschutzplan Steiermark. Hrsg.: O. Feentra. 3. Auflage. www.verwaltung.steiermark.at/cms/ziel/74834789/DE/

Umweltbundesamt (2016): Klimaschutzbericht 206. REP-0582; ISBN 978-3-99004-395-0, www.umweltbundesamt.at/fileadmin/site/publikationen/REP0582.pdf

Umweltbundesamt (2017): Treibhausgas-Bilanz 2015: Leichter Anstieg der Emissionen in Österreich. www.umweltbundesamt.at/aktuell/presse/lastnews/news2017/news_170117/

Umweltbundesamt (2012): Austria's Annual Greenhouse Gas Inventory 1990–2010. Report: Submission under Decision 280/2004/EC. Reports, Band 0361, Wien

Umweltbundesamt (2011): Bundesländer-Luftschadstoff-Inventur 1990–2009. Reports, Band 0352, Wien

WHO (2016): Climate Change and health. www.who.int/mediacentre/factsheets/fs266/en/

Wissenschaftlicher Beirat der Bundesregierung Globale Umweltveränderungen (WBGU) (2017): Hauptgutachten. www.wbgu.de/hauptgutachten

STICHWORTVERZEICHNIS